からだのねじれを正せば交感神経が整う

医学博士
吉野和廣

たま出版

はじめに

日々の職場で、いつもさわやかな気持ちで仕事をしたい、というのは、誰しもが願うところです。

ところが、ストレス社会の現代にあっては、気持ちが落ち込んだり怒りっぽくなったりしがちで、それがもとで体調を崩してしまう人も少なくありません。

本書は、そうした方々に向けて、日々の暮らしを楽しむための方法について述べたものです。


私は現在、カイロプラクティック施療院で患者さんを施療していますが、同時に、さまざまな症状に関する研究を重ねてきました。これまで、来院された方の骨盤の歪《ゆが》みとからだのねじれを施療し、カルテを分析し、それを論文にまとめる作業をコツコツと続けてきました。

その結果、骨盤の歪みと脊柱《せきちゅう》のねじれがなぜ起こるのか、その理由を仮説化できるようになりました。そして、脊柱のねじれが自律神経の活動に悪影響をもたらすことが分かったのです。

ところで、脊柱を調整することが治療に重要であると指摘したのは、第二次世界大戦の前に活躍したアメリカ人のエドガー・ケイシーです。脊柱を調整すると交感神経系が働き、臓器同士が協調して病気が改善されるというエドガー・ケイシーの指摘について、当初、私には理解できませんでした。

そこで、その探究を思い立ったことが本研究の原点となったのです。エドガー・ケイシーについては、序章で改めて触れることにします。

本書は、科学的根拠に基づく考察を積み重ねた、いってみれば「ノンフィクション科学推理本」ともいえます。

その概要は、三つの研究成果に分けて記載しています。

一つ目の左右骨盤の歪み方分布は、国内外の整形外科学分野に携わっておられる医療従事者が臨床を行うための基礎データになるもので、腰痛、肩こりを治療するにあたって大変参考になるものと自負しています。

二つ目は、腰痛の有無にかかわらず骨盤は歪むものであり、特筆すべき特徴は、右側の骨盤が外側へ歪んでいることを明らかにしたことです。

この知見は、外方に歪んだ右骨盤を元の位置に戻すことが腰痛をなくす有効な手立てであるのみでなく、スポーツ医学、疾患の治療、心理学や精神科学、学校保健、生産ラインを有する製造業や、特に運輸業に関わる企業の健康管理の課題改善に役立つものと思います。

例えば、スポーツ医学の分野では、野球、スケート競技、陸上競技、社交ダンスなど、すべてのスポーツのルールは左回りに走ることになっていますが、その理由がこの研究で説明できるようになったわけです。

また、運動をするにあたっては、左利き足の方に優れたスポーツ選手が多い理由が骨盤の歪み方に由来することも解説しました。

さらに、体幹が左回りの方向へねじれるのは、10歳を過ぎた頃からですが、学童期の子どもの腰痛、ひどい肩こり、頭痛は、自然のねじれ方ができず、脊柱を自己補正できないことに原因がある可能性を示唆しました。

三つ目は、自分自身で脊柱を補正し、交感神経の活動を健常化する方法を考案したことです。

例えば、仕事上の悩み、人とのコミュニケーション上のストレスや価値観のずれなど、人が心身に何らかの負荷を受けたとき、交感神経が重要な役割を担っています。

そこで、

1．自動車を運転して職場に通勤する

2．適度な肉体労働を行う

3．縄跳びの運動を行う

以上3点の臨床的実験を、脊柱補正を行わなかった場合と、補正を行った場合との交感神経の活動量の違いを調べたところ、いずれの実験でも、脊柱を補正することで交感神経活動量は健常値に戻りました。

脊柱補正を行うことによって、活発化した交感神経活動が早く正常な閾値《いきち》に回復し、疲労の回復を促すと考えられます。

さらに、自動車の運転を職業とする方をモニターに選び、運転座席に脊柱補正具「ＢＢＰドライビングアシスト」（図25参照）を装着したまま仕事をしてもらったところ、数週間後には、運転手の自律神経系症状が改善され、ストレスが減ったというアンケート結果も掲載しました。

以上、本書は、からだ各部の歪み方を調べると、軸足は左足であること、健康体であっても右骨盤は外方へ歪みやすく、人のからだというのは自然と左回りにねじれていき、そのことが脊柱の自律神経活動を妨げると予測した「科学本」です。

脊柱のねじれをタオルを用いて簡単に補正することによって、例えばご家族に学童期のお子さんがおられれば、体幹が補正されて姿勢が良くなります。働き盛りの人にとっては、ため込んでいるストレスが解放され、疲労しにくくなることで免疫機能が高まり、その結果、がん予防につながります。

また、高齢者は寝たきりにならない快適な日常生活を送ることができ、スポーツ選手にとっては、真の身体能力を発揮できることが期待できます。

これまでのところ西洋医学の分野では、腰痛の責任原因が骨盤の歪みにあることと、脊柱のねじれが交感神経の活動に問題を生じる課題研究は、まだ取り組まれていないようです。

本書は、現在の医学の常識では知られていない視点に立って発見した、いわば、来《きた》る新時代の健康法と呼べるものです。

本書に書かれている方法を実践していただき、子どもから高齢者まで、あらゆる分野の方々に健康増進をもたらすことができれば、私にとってこれ以上の喜びはありません。

目次

第2章　右骨盤だけが前に歪んでしまう原因

第6章　からだのねじれをリセットすることが来《きた》る新時代の健康法

序章

エドガー・ケイシーが指摘し続けた脊柱問題

ゴールドスタンダードの療法を求めて

病気の原因を根本から取り去るような治療は、ゴールドスタンダード[注1]療法と言い、広く世間で認められた治療法のことです。

ある日、患者の方が、ご自分の主治医から「毎日飲む方が安全である。やめるとリスクが高くなる」と説明を受けたと話されました。それが何のことかと言いますと、その方は高血圧の持病があり、先生から血圧が高い限り、降圧剤を毎日飲み続ける方が安全であるとの説明だったそうで、私はそのことが強く印象に残りました。

原因が分からない高血圧症の治療に、血管拡張剤などの降圧剤を毎日服用するのは、ゴールドスタンダードとは言い難いのではないでしょうか。

高血圧の原因には、自律神経活動の混乱が関わっていますが、その混乱に「脊柱のねじれ」が関与しているかもしれないとしたらどうでしょうか?

脊柱の問題を取り上げた経緯は、30年以上前のエドガー・ケイシーの書籍[注2]との出合いに発端があるので、その当時のことから書き始めたいと思います。

私は高校生の頃から健康科学の分野で働くことに憧れていて、からだの原点である栄養学を徳島大学大学院で学び、ライオン歯磨株式会社（現・ライオン株式会社）で口腔学を、東海大学と米カリフォルニア大学で分子生物学と皮膚科学の研究法を学びました。

基礎医学の専門性を身に付けたものの、健康の追究は、がんや皮膚疾患の治療薬、老化防止の予防などの創薬研究で、細胞、皮膚、臓器の一部分を調べても、「木を見て森を見ず」の例えのように、現代医学の対処療法では、健康の追究からは少し的外れのように思っていました。そんな悩みに考えを巡らせていた時、病気が起こる理由を科学的指標でもって整然と記述したエドガー・ケイシーに関わる書籍に出合いました。何回も読み返すと、冒頭のゴールドスタンダード療法というのはここにあるのでは、と思い至ったのです。

エドガー・ケイシーの療法

唯物思考の私が、研究基盤を変えるところまで、信じて足りる人と決断した

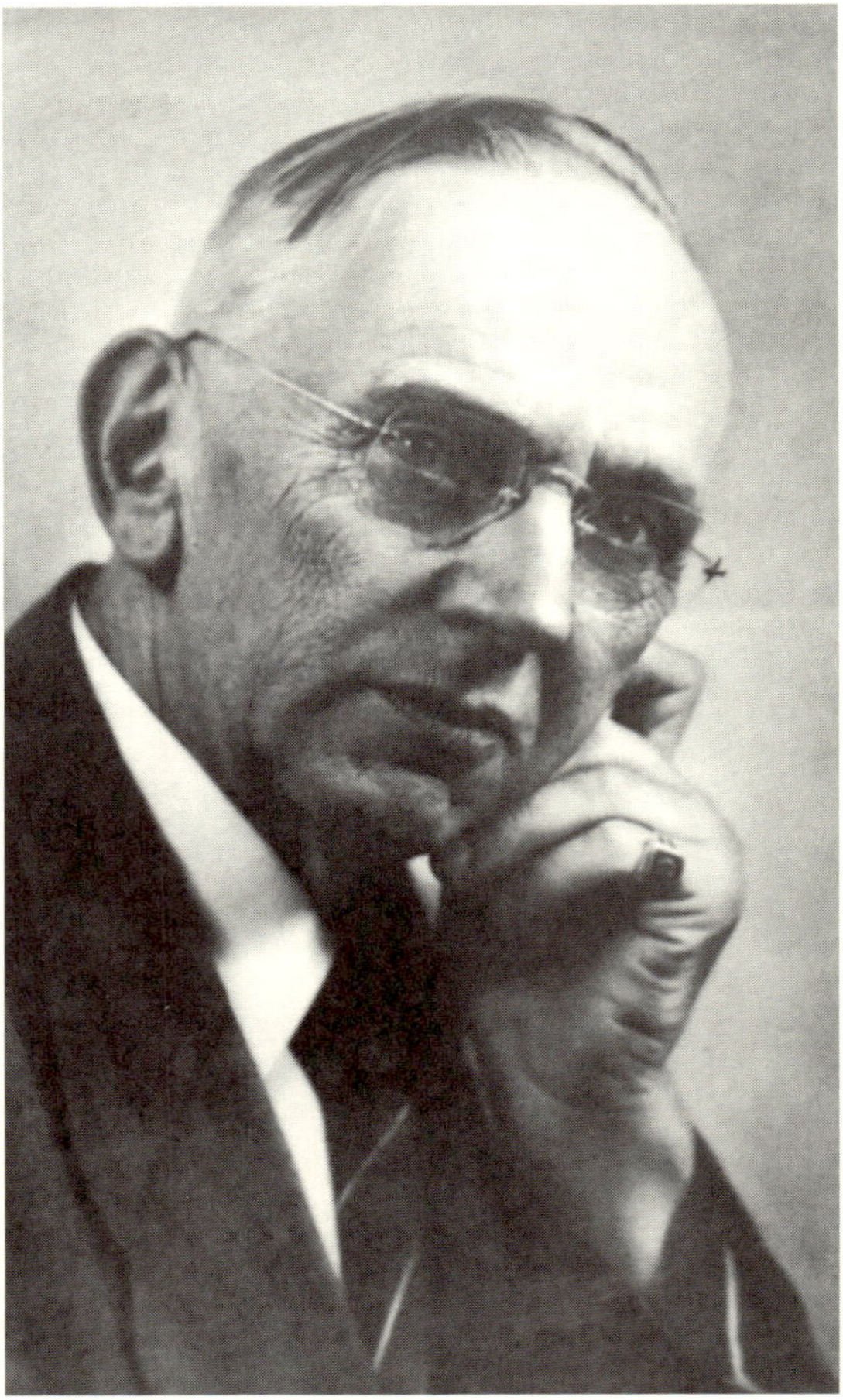

エドガー・ケイシー
（1877年～1945年）
預言者。彼が残した資料は、現代の科学者も研究テーマとなり、ニューエイジの思想に影響を与えた人物であるエドガー・ケイシーとは、１８７７年生まれのアメリカ人。病気の治療法だけでなく、あらゆる事柄に対して即座に明解な回答をした人で、１９４５年に没しています。

９０００人の臨床記録[注3]が、現在も保存されています。

エドガー・ケイシーは、病気を患った方の身体内部を実に不思議に診断しています。その解説は、中枢・末梢神経における伝達・反射の問題がある脊柱を指摘し、内臓器官の細胞内を分子レベル、代謝産物の問題点、酸塩基平衡[注4]や排泄の問題点を説明します。そして、指示通りの治療を続けた難治性疾患の多くの方が完治したそうです。

彼が提案する健康であるための原理原則は、以下のようになります。

①血液、体液を循環させること
②摂取する栄養素は確実に体内に同化させること、異化させない
③からだを休息させること
④体内で産生された不要物の排泄を行うこと

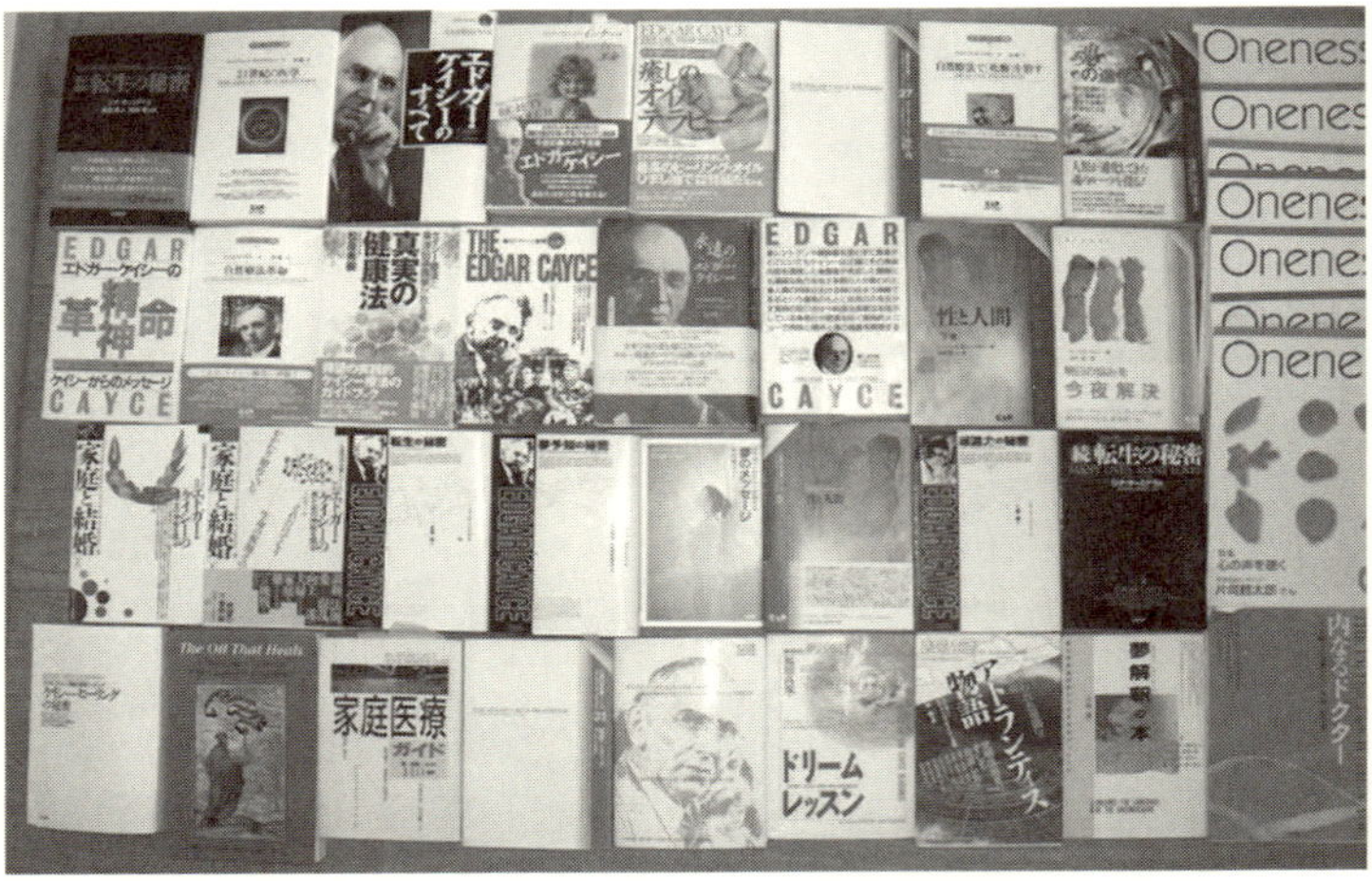

エドガー・ケイシーに関わる書籍

エドガー・ケイシー自身は書籍出版したことがないのですが、世界中に彼にまつわる書物が発行されており、日本語の翻訳書籍も40冊以上あり、写真はその一部です。
本院では、待合室の書籍棚にあり、いつでも貸し出しをしています

この四つの基本原理は基礎医学の知識がある方なら、まったく合点がいくと思います。昨今の健康に関する多くの単行本に記載されるようになりましたが、80年以上も前にすでに彼が解説したことなのです。

からだの問題を解決するのにエドガー・ケイシーは食事療法、運動療法、外科手術、脊柱調整、オイル療法、ヒーリング、瞑想《めいそう》等の方法[注5〜7]を行い、特に脊柱調整

の施術では、オステオパシーとカイロプラクティックによる方法を指示しています。

1931年、エドガー・ケイシーの協力者により、彼の治療法を含めたあらゆる情報を研究普及する団体（A．R．E．）[注8]がバージニア州に設立されました。彼が他界した後には、全米ホリスティック医学協会が創立され、エドガー・ケイシーが指示した代替療法は現在も引き継がれています。

この脊柱調整について、脊柱が疾患とどう関係するのか？　なぜ問題になるのか？　なぜ調整しなければいけないのか？　といった疑問を、20年間かけて研究してきたことを本書にまとめました。

脊柱の変位を学ぶ

からだが歪んでくるのは一見、日常の悪い姿勢や、偏った動作で起こるように思いがちですが、それに限らず、からだが自然に安定性を確保するための代償で歪んでしまうことが分かります。

その歪みは、腰が〝く〟の字に曲がるような極端な歪み方ではなく、脊柱の関節が可動性を失い、わずかにねじれている状態をいいます。

関節が可動性を失う状態は、「フィクセーション（Fixation）」[注9]と称し、関節が歪んでいるので、「変位（Displacement）」とも呼びます。

からだの歪みを調べた本なので、変位の説明を加えます。

可動性がなくなる原因は、筋肉と靭帯《じんたい》が拘縮《こうしゅく》[注10]して、関節の動きができないことが大半ですが、関節に外的な力が加わり変位を作ることもあります。カイロプラクティックではこれらの状態のことを、特にサブラクセーション（Subluxation）と呼びます。

変位が長期間にわたって続いてしまうと、上下の椎骨が退化し癒着することもあり、ねじれた椎骨が固定され続けるので、脊柱は姿勢を補填《ほてん》[注11]しています。

肩や腰の回りの筋肉をほぐすマッサージ、鍼、灸、カイロプラクティックなどの手技療法は、筋肉を弛緩し、関節を元の位置に復元する操作を行い、変位を取り除いているのです。

ねじれた脊柱が問題

脊柱がねじれると、からだにはどんなことが起こるのでしょうか？

脊柱には張り巡らされた交感神経と脳脊髄神経があり、臓器にインパルス（電気信号）を送り、逆に臓器からも反射信号を受けていて、からだが平衡状態を維持するための手助けをしています。脊柱のねじれによって、脊柱に張り巡らされた神経活動が混乱を起こすことになり、これこそが問題と考えられるのです。脊柱は異なる神経系が協調し合う臓器とも言えます。

交感神経は視床下部に上位中枢がありますが、脊柱を走行する交感神経節[注12]は、すべての臓器、器官を統合する下位中枢です。

耳鳴り、難聴、視力低下、高血圧、喘息《ぜんそく》、パニック障害、自律神経失調症などの原因は、脊柱の変位により神経のネットワークが乱されて、血管運動神経、筋交感神経活動が混乱し続ける結果ではないかと想像します。

厚生労働省による平成22年の国民生活基礎調査において、日本人の有訴症状[注13]について上位ベスト10を表１に抜粋しました。

表１　日本人の最も気になる症状ベスト10
平成22年国民生活基礎調査（一部抜粋し改変）

順位	男性		女性	
	症状	人数/千人	症状	人数/千人
1	腰痛	89.1	肩こり	129.8
2	肩こり	60.4	腰痛	117.6
3	鼻がつまる・鼻汁が出る	58.9	手足の関節が痛む	71.4
4	せきやたんが出る	57.2	鼻がつまる・鼻汁が出る	59.3
5	手足の関節が痛む	41.4	体がだるい	56.7
6	体がだるい	40.9	頭痛	56.6
7	かゆみ（湿疹・水虫など）	39.2	せきやたんが出る	55.3
8	目のかすみ	35.5	目のかすみ	50.9
9	手足のしびれ	32.5	便秘	50.6
10	頻尿（回数が多い）	29.9	もの忘れする	44.2

皆さんには該当する項目があるでしょうか？　男女の１位は腰痛と肩こりですが、以下10位までは自律神経の活動が関わる症状があげられます。

背伸びをするとか、両手で万歳をしたり、寝た姿勢でからだをねじらせたりした時、気持ちが良いものですが、脊柱の交感神経が働いたのかもしれません。

私は、温泉大好き人間で、毎週のように日帰り温泉に出かけます。ジェットバスに入って、浴槽の壁から出る高水圧を背中あたりに受けると、ほぐれるような気持ちになりますが、これも背中のねじれをいく分か補正しているように思います。

ねじれた脊柱と星状神経節ブロック注射

交感神経に影響を与えるであろう脊柱の変位について、現代医療はどう捉えているのでしょうか?

交感神経節の中で、よく知られるのが首の付け根にある星状神経節ですが、星状神経節は眼、鼻、耳、心臓などの器官を支配します。

現代医療には、高ぶった交感神経活動を鎮静化させる療法が確立しており、ブロック療法（図1）と言われています。星状神経節の興奮を鎮静化させるブロック注射療法は、ペインクリニック科[注14]で行われています。

自律神経失調症、頭痛や頸部《けいぶ》痛をはじめ、上半身の血流の改善目的に適応されており、星状神経節が興奮する原因は不明としたままで、治療法が先行して

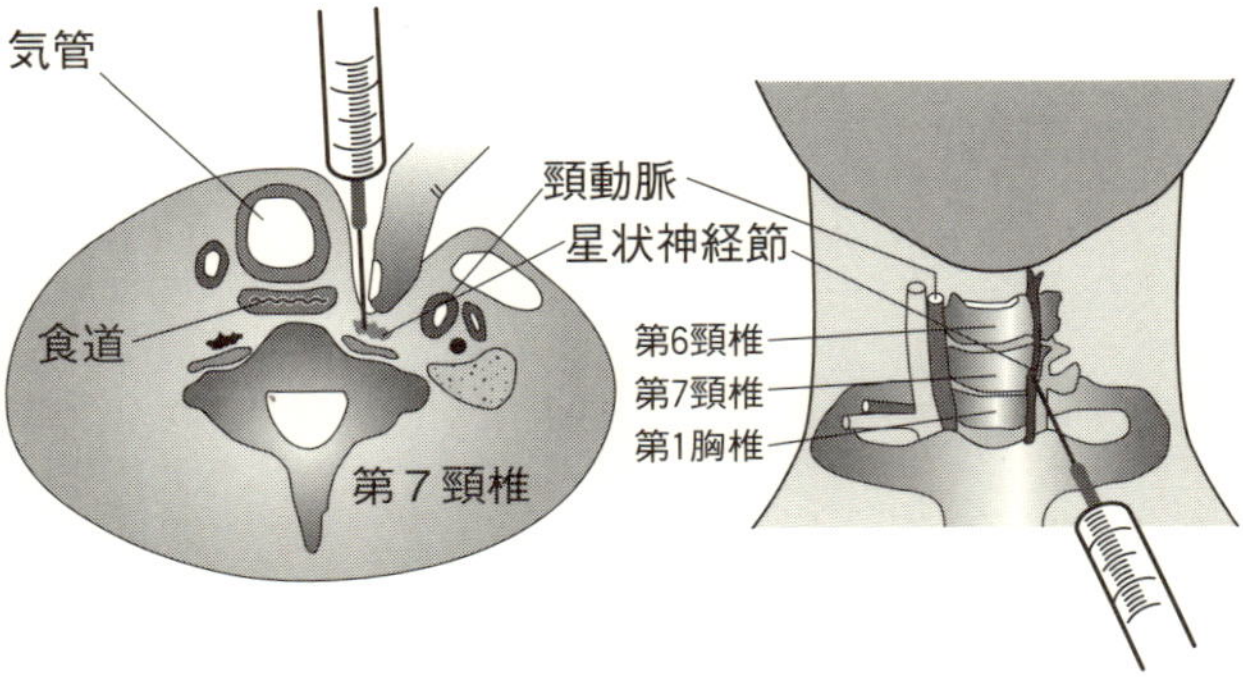

図１　星状神経節のブロック療法
喉あたりの第７頸椎前部にある星状神経節の近くに局所麻酔を行い、交感神経の過剰な働きを低下させる

いるのが現状です。

星状神経節付近の脊柱の変位が星状神経節を興奮させるかどうかは、医学的にはまだ証明されていないので分かりませんが、エドガー・ケイシーは、１９００年代前半に、脊柱の変位が臓器に誤った信号を送り、臓器間の統合性が失われて病気になるメカニズムを解説しています。

骨盤の歪みと脊柱のねじれの自己診断法

骨盤の歪み、脊柱の変位、からだのねじれがあるかどうかを自分で検査する方法があります。
１．今はないけれど、これまでに腰が痛

くなったことがある。

2. 猫背である。肩こりがひどい。ストレートネックと診断された。腰が痛い。腰痛症の病名がつけられている。

3. からだが前屈できない（前に曲げられない）。後屈できない（後ろにそれない）。

4. 手荷物を提げて歩くとき、右手で持つ方が楽である。

5. 畳や板の間で上を向いた姿勢で寝たとき、しばらくすると、背中や腰、お尻の左右どちらかが浮く感覚があったり、痛みがあったり違和感がある。

6. 就寝時、上を向いて寝ると、落ち着かない、すぐに横向きにならないと眠れない。

7. マッサージチェアでからだを揉みほぐすと、背中や腰が左右で違う感覚があり、片側だけが痛い。

8. 椅子に腰かけて背筋を伸ばし、首を前に傾けます。両手を首の後ろにまわし、指3本を水平にして首の骨が一番当たるところよりわずかに横方向に離しておきます。片側ずつ前の方向にやさしく押圧し、左側よりも右側が硬く感じれば、背骨は歪んでいます。

9. ご自身が写った写真を見ると、肩の左右の高さが違う。頭や顎が傾いている。

10. 履きなれた靴の裏底を見るとすり減り方が左右で違う。

11. 椅子に腰かけて脚を組むと左右のどちらかが組みにくい。

12. 真っすぐ立ったとき、肩の左右どちらかが、前に出ているようだ。

どれか一つでも該当すれば骨盤や脊柱の関節は歪んでいるかもしれません。

腰痛、肩こりの場合、症状が慢性化する原因であり、常にからだがだるい、頭痛持ちである、目がかすむ、イライラすることが多いといった症状をお持ちの方は、自律性機能が不調となっている可能性があります。

注1　ゴールドスタンダード：最も理想的で、信頼できる治療法

注2　「超人ケイシーの人生を変える健康法」福田高規著　たま出版　1984年

注3　リーディング記録：ケイシーの最大の功績は依頼者とやり取りした口述速記録（1万4256件）を残したことで、ファイリングされ閲覧できる。

今はインターネットを使って検索入手でき、筆者も使用。

注4　酸塩基平衡：細胞内で産生される有機酸を細胞外液のpHを一定に保つ緩衝作用

注5　「エドガー・ケイシーの人類を救う治療法」福田高規著　たま出版　1993年

注6　「エドガー・ケイシーのインナー・ビューティー革命」L．M．スティンハート著　光田秀監修　たま出版　1992年

注7　「エドガー・ケイシーの療法入門」W．A．マックギャレイ著　林陽訳

中央アート出版社　１９９３年

注8　エドガー・ケイシー財団：１９３１年、米国バージニアビーチに設立された研究財団（Association for Researchand Enlightenment Inc.）で、ケイシーが残した情報を公開し、健康にかかわる啓蒙活動を行う。

日本エドガー・ケイシーセンター：ＡＲＥ財団の日本支部

住所：東京都渋谷区代々木5‐25‐20　ナカノギャラリー３Ｆ

電話：０３‐３４６５‐３２８５

注9　フィクセーション：手技療法の診断用語で骨盤や椎骨の可動性が失われた状態をいう。

注10　拘縮：何らかの刺激による筋肉の持続的な収縮をいう。

注11　補填：不足・欠損部分を補って埋めること

注12　交感神経節：交感神経細胞の集まりで、脊柱の両側に各二十数個存在する節（図19参照）

注13　厚生労働省統計表：平成22年生活基礎調査　データベースシステム：第

注14　9表　有訴者率（人口千対）、年齢（10歳階級）・性・症状別（参照2013年10月10日）
「インターベンショナル痛み治療ガイドライン」日本ペインクリニック学会、インターベンショナル痛み治療ガイドライン作成チーム編　真興交易医書出版部　2014年

第1章

ようやく分かった人類の骨盤歪み

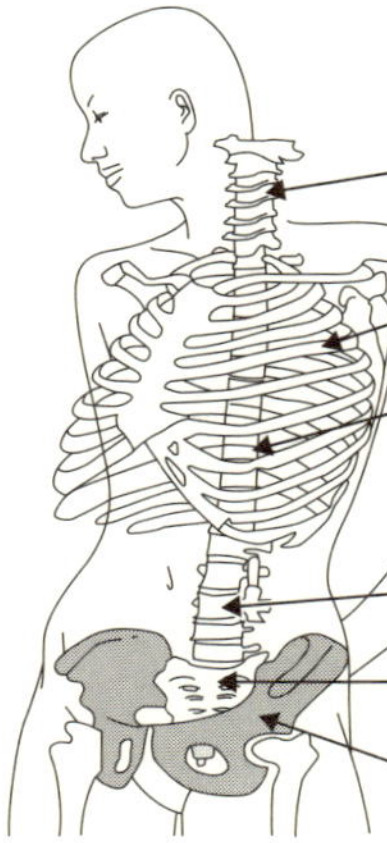

図２　骨盤と肋骨、脊柱の骨格像とからだラインを重ねた模式図

骨盤はからだの土台

「骨盤が歪んでいます」といろいろな場面で見聞きするようになってきました。例えば、整骨院の先生やスポーツジムのインストラクターからそう言われたという経験があるかと思います。

骨盤は模式図で表すと、図2のスミアミの部分です。上には体幹、頭部と上肢が動き、下には下腿が歩行し、からだの土台となっている骨盤はとても強固な骨組みであることが想像いただけると思います。では、その骨盤が歪むという

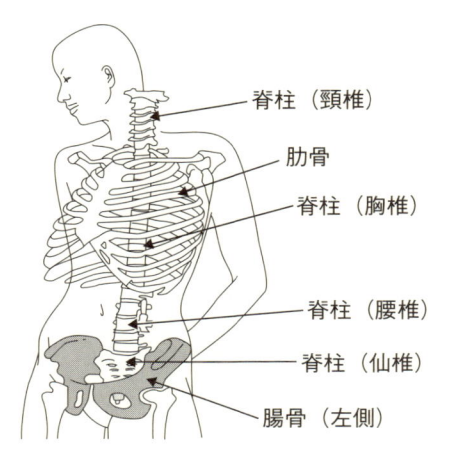

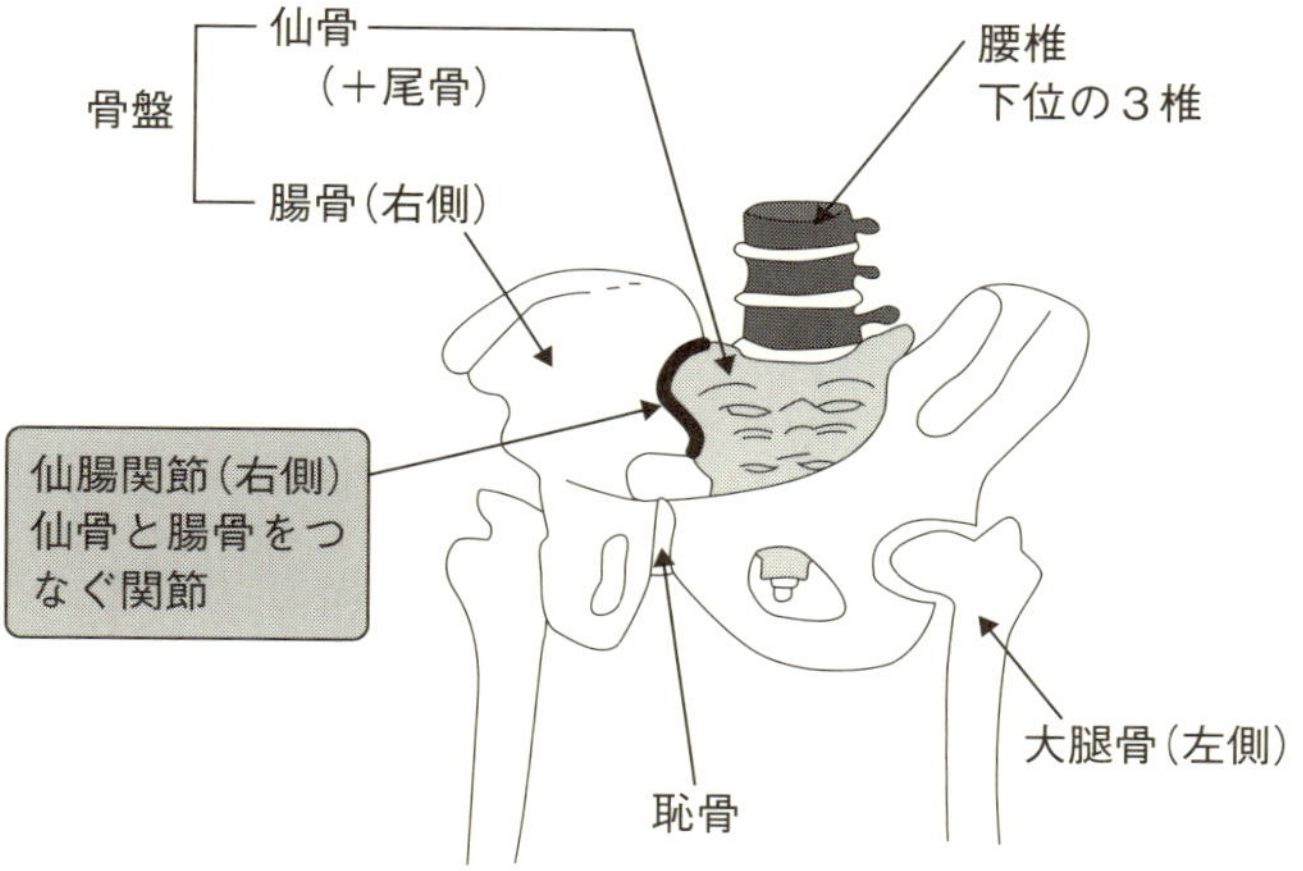

図３　肋骨が付着した脊柱と仙骨の右関節面

のは、どのようなことなのでしょうか？

骨盤は上・下半身を連動する重要な関節

拡大した骨盤の模式図が図３になります。

骨盤は両側には左右の腸骨（寛骨）があり、前先端が結合して恥骨で、後側は仙骨（スミアミ部分）が入り、仙腸関節で連結しています。

骨盤とは、腸骨と仙骨は円周状に連なった、底がない洗面台のシンクのような形状です。

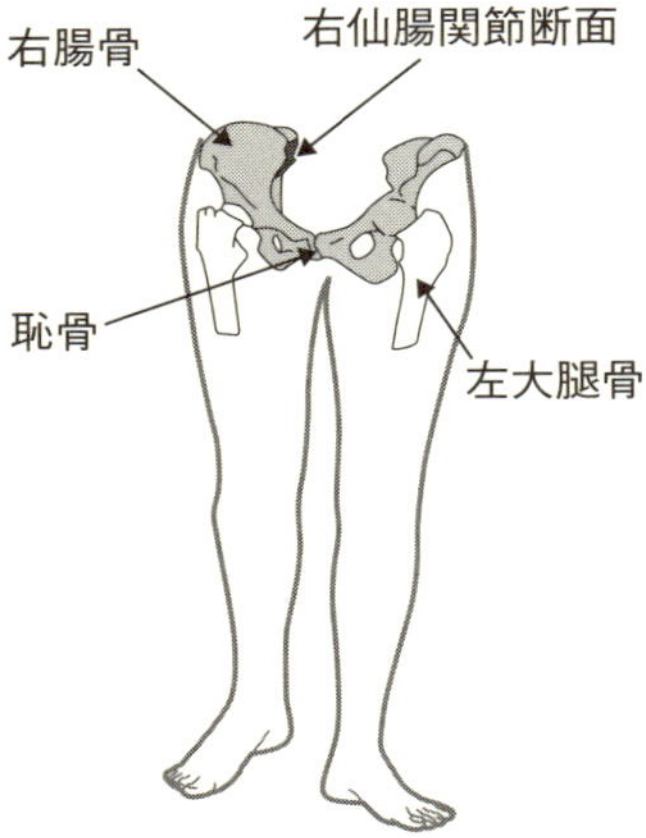

図４　下腹部を形作る左右の寛骨と右仙腸関節断面（スミアミ部分）と下腿

腸骨は大腿骨（骨頭）を収納し、両足をぶら下げ、上下と左右の四つの半身が独立して動けるのは、仙腸関節があるからです。

右側の仙腸関節の断面が図４です。スミアミの部分は、仙骨と滑膜で連結し、面積は約２×５平方センチメートル程度の小さなもので、左側にもあります。

仙腸関節の課題

仙腸関節の断面は凹凸で、可動範囲は数ミリですが、腸骨と仙骨は逆方向の回転運動[注1~2]をします。国内で出販されている専門書には、可動可否の混乱があり、仙腸関節の研究が残され続ける理由[注3~5]のように思います。

脊柱管狭窄症、椎間板ヘルニア、腰椎すべり症、筋膜性腰痛などの腰痛症や膝関節症について、現代医療の治療指針では、骨盤は大半の腰痛症の治療対象には含まれないため、効果的に骨盤の施療ができるカイロプラクティックのような手技療法が復権しているのはありがたいことです。

骨盤の構造と仙腸関節の詳細な可動性については、補足資料1に添付しました。

腰痛対策は仙腸関節が歪む方向を知ること

骨盤が歪むというのは、仙腸関節が歪むことを言い、正常な配置から変位した状態です。

ここで腰痛を治療される医療従事者の方々のことを想定して、骨盤が歪む方向の知識について、数ページにわたって記述しますが、専門的なことは不要だ

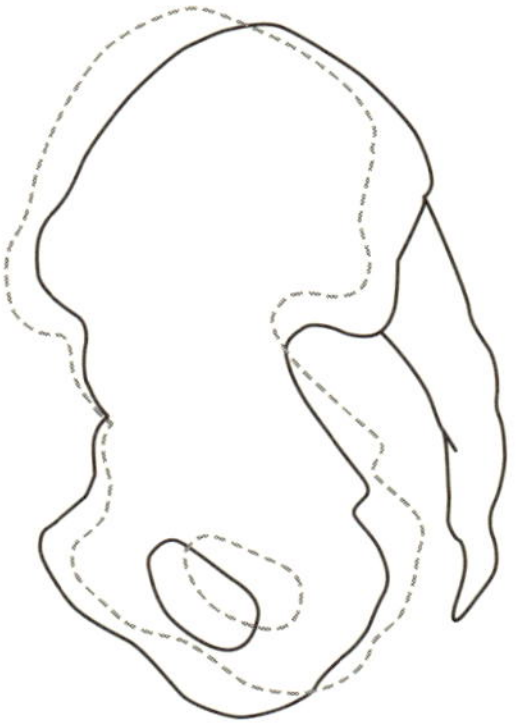

図５Ａ　左腸骨の前上方変位。左腸骨（実線）が前上方（点線）に歪む

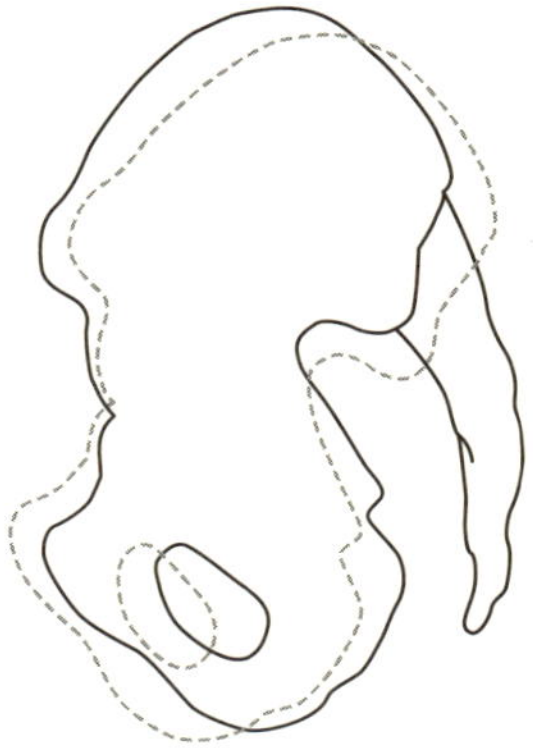

図５Ｂ　左腸骨の後下方変位。左腸骨（実線）が後下方（点線）に歪む

図５（A、B）　矢状面腸骨（寛骨）の前上方変位と後下方変位

という読者の方は、飛ばしていただいてもかまいません。

変位は、腸骨が歪む場合と、仙骨が歪む場合、あるいは両方が歪む場合があり、歪み方の初期は仙骨よりも腸骨の問題が多いようです。

模式図５（A、B）は腸骨の歪む方向を示しており、図５Aは仙骨が固定したままで腸骨が前上方に回旋して元に戻れない歪みを表しており、前上方変位[注6]です。エックス線検査で確認することができ、数ミリの範囲の歪みです。図５Bは、逆方向の後下方側に回旋して

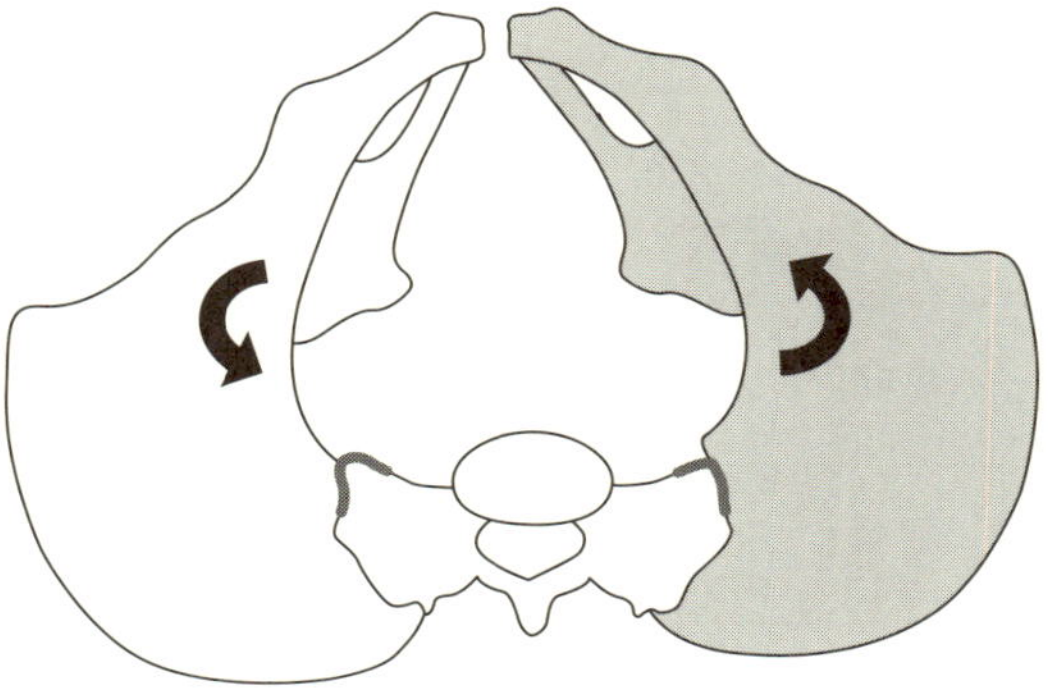

図５Ｃ　左腸骨の内方変位。腸骨が後に内旋している

図５Ｄ　右腸骨の外方変位。腸骨が前に外旋している

図５（Ｃ、Ｄ）　横断面腸骨（骨盤）の左内方変位と右外方変位

元に戻れない後下方変位です。

模式図５（Ｃ、Ｄ）は、骨盤を真上から見た状態になっていいます。図５Ｃは左の腸骨が仙骨に寄り過ぎた内方変位で、図５Ｄは腸骨が仙骨から離れる方向に移動したままの歪み、外方変位です。

以上腸骨の変位方向は、前上方変位と後下方変位、外方変位と内方変位の４方向の歪みがあり、左右の両側にあり、変位の名称をまとめると表２のようになります。

４種類の変位は単独の場合もあ

表２　変位の名称

変位の名称 （左右の腸骨に生じます）	固定される方向
前上方変位	前上方の方向
後下方変位	後下方の方向
内方変位	内方の方向
外方変位	外方の方向

表３　複合変位の組み合わせ

複合変位の組み合わせ	
左腸骨	右腸骨
前上方と内方変位、前上方と外方変位	同左
後下方と内方変位、後下方と外方変位	同左

りますが、複合した歪み方が多いです。複合する組み合わせは、前上方と内方、前上方と外方、後下方と内方、後下方と外方の4種類で、単独方向と合わせて計8種類となり、左右の仙腸関節に起こります（表3）。

腰痛者の骨盤の歪み方[注7]

当院に来院された方の骨盤の変位像を見ます。

腰痛者の変位を客観的に見るための検証方法として、腰痛者、次に体調は良くて腰痛のない健康維持目的で来院される健常者、そして腰痛はないが肩こり症のそれぞれに数十人以上の方々からなる群ごとの違いを比較することにしました。なお公正さを求めるため健常者、腰痛者と肩こり者の男女比をできるだけ近いものにしました（表4）。

どのような研究も同じですが、評価する方法の精度が高いことが、真相を見極めるのに重要です。

当院の変位の判定方法は、複数の判定者が同じ1人の被験者を個別に診た

表４　症状別の群わけ

グループの名称	症状	人数		
		男	女	合計
健常者	健常な方	29	34	63
腰痛者	腰痛、膝痛の方	39	45	84
肩こり者	肩こり、背部痛、頭痛の方	28	44	72

時、ほぼ同じ結果を導き出せる精度があり、再現性が高い優れた検査法です。欧米で開発された手法を当院で改良したものです。なお、詳細は補足資料２に示します。

では、腰痛者と健常者らの骨盤の歪み方の違いをみてみましょう。表５に示します。

骨盤に変位が検出されたのは、健常者が53人／63人（84％）でした。変位の方向は左仙腸関節では前上方変位が７人（11％）で、内方変位19人（30％）、後下方と外方変位０人でした。右仙腸関節では後下方変位は19人（30％）、外方変位38人（60％）、前上方および同内方変位０人でした（ここでは二方向の複合変位は、一方向単位にばらして表してい

表５　各群における仙腸関節の変位例数と変位方向の頻度

		健常者		腰痛者		肩こり者	
		例数	比率	例数	比率	例数	比率
仙腸関節変位なし		10	16%	0	0%	4	6%
仙腸関節変位あり		53	84%	84	100%	68	94%
合計（全例数）		63		84		72	
変位の内訳		構成比*)		構成比*)		構成比*)	
左仙腸関節	前上方変位	11%		32%		21%	
	内方変位	30%		48%		46%	
	後下方変位	0%		0%		1%	
	外方変位	0%		0%		0%	
右仙腸関節	前上方変位	0%		0%		1%	
	内方変位	0%		0%		0%	
	後下方変位	30%		38%		33%	
	外方変位	60%		82%		83%	

構成比＊）：検出数／全例数×100

ます）。

右外方変位は、左前上方変位、左内方変位および右後下方変位よりも統計的には多いことが分かりました。右後下方変位と左前上方変位は正の相関関係がありました。

腰痛者は、全員に変位が検出されました。左仙腸関節では前上方変位は27人／84人（32％）、内方変位は40人（48％）、後下方および同外方変位は0人でした。右仙腸関節では後下方変位は32人（38％）、外方変位は69人（82％）、前上方および内方変位は0人でした。

肩こり者では、68人／72人（94％）に検出されました。方向は左仙腸関節では前上方変位は15人（21％）、内方変位は33人（46％）、後下方変位は1人（1％）、外方変位は0人（0％）でした。右仙腸関節では後下方変位は24人（33％）、外方変位は60人（83％）、前上方変位は1人（1％）、内方変位は0人でした。

全員の変位の方向を多重比較法という統計分析を行うと、腰痛や肩こり者の右外方変位は、健常者の左前上方、左内方、右後下方および右外方変位よりも有意に多いことと、特に腰痛者の左内方変位は健常者の左前上方変位よりも有意に多く、肩こり者の左内方変位も健常者群の左前上方変位よりも統計的に多いことが分かりました。これらの変位頻度の違いが身体機能不調を表しているようです。

骨盤の歪みには、二つの特徴があることに気づかれたでしょうか。一つは左腸骨は前上方、内方変位があっても、後下方と外方変位がなく、逆に右腸骨は後下方と外方があり、前上方、内方変位がありません。

もう一つは、健常者であっても、右外方変位がかなり多いということです。

なぜそんなことになるのか、その理由をどのように考えたらよいのでしょうか？

浮かび上がる右仙腸関節の外方変位像

私の施療院の患者のうち、同じ患者の方の骨盤を月に1度の割合で数年にわたり施療させていただく症例がありますが、決まって毎回のように右外方変位が新たに検出されるのです。

現在は健常者であっても過去に腰痛、肩こりの履歴を持った方が多いのですが、このことから推測すると、健常者であってもおそらく程度の小さい右外方変位を日常的に作っていると考えざるを得ません。そして時間がたつと、右外方以外の変位方向も増え、いろんな方向に歪みが生じてきて、身体機能が不調[注8]になってしまうと思われます。

このことから、運動時や突発的な打撲などの事故、あるいは遺伝的な背景による理由を除いた腰痛、膝痛、肩こり、背部痛などの身体機能の不調の発症原因は、身体の各部位が別々に独立して起こるものではないと言えます。クラスター分析[注9]でも右外方変位は集束され、人は右外方変位を有しやすい構造体である可能性を強く示唆し、その理由は第3章で明らかにします。

骨盤体操はおすすめできない理由

腰痛、肩こりの改善に腰回しや骨盤体操などがあります。骨盤の歪みとは、左右の腸骨が立体的に歪むことを言いますが、前記した検査結果を見ていただけるとお分かりのように、左と右は真逆方向に歪みます。

したがって、立った姿勢で腰を右に回せば、左の歪みが補正されても、右は逆に歪みを増すことになり、腰を回す行為は悪化につながる可能性があります。

ですから私は、腰痛がある方には骨盤体操を腰痛対策として行うことをお勧めしていません。

注１　「グレイ解剖学：Gray's anatomy」（イギリスの外科医の解剖学書　現在でも改定版が出版される世界の標準解剖学書　グレイ解剖学　原書第２版）塩田浩平、秋田恵一監修・監訳　Elsevier　２０１６年

注２　「カパンディ　関節の生理学」（Physiologie Articulaire 関節の生理学の世界標準書 I. A. Kapandoji）萩島秀男監訳　医歯薬出版　１９９５年

注３　「運動器疾患の評価」（Orthopedic Physical Assessment　9．骨盤関節）D. J. Magee 著　岩倉博光、栢森良二監訳　医歯薬出版　１９９４年

注4　「新図説臨床整形外科講座・第4巻」（骨盤の機能解剖と障害）金田清志編　メジカルビュー社　1995年

注5　「標準整形外科学　第6版」松野丈夫、中村利孝総編集　医学書院　2006年

注6　「脊柱モーション・パルペーション　脊柱可動性検査法」中川貴雄著　科学新聞社　1998年

注7　吉野和廣：健常者と非特異的腰痛症ならびに背部痛症者における仙腸関節変位像の統計的分析、日本カイロプラクティック徒手医学会誌9：47-52　2008年（2008年度最優秀論文賞）

注8　吉野和廣：健常者と非特異的腰痛者における仙腸関節可動性不全像の統計的分析　第17回日本腰痛学会　2009年　東京コンファレンスセンター

注9　クラスター分析：混ざり合っている対象の中から互いに似たものを集めて対象を分類しようという分析方法

第2章

右骨盤だけが前に歪んでしまう原因

不可解な右骨盤の歪み

腰痛がなくても60％の方は、右腸骨が歪んでいたように、健康な人でも骨盤は歪んでいます。腰痛がない方とある方の違いは、歪みがあるかなしかではなく、歪み数の大小の違いであることも分かってきました。

急性腰痛で来られた方には、歪みの真逆側に補正を行いますが、痛みはすぐに軽減し、通常、翌日にはつらさはなくなっていることがほとんどです。

このことから、腰痛の原因には骨盤の歪みが強く関わっていることは明白です。さらに興味深いのは、腰痛から解放された方が、数週間、数カ月、数年後に再び腰痛で来院されたとき、骨盤は前回と同じ歪み方をしていることが多いということです。ではなぜ骨盤の歪みは同じ方向に繰り返して起こるのでしょうか。

骨盤の歪みが生じる原因が分かれば、歪みを防ぐ対策に大変役立ちます。

なぜ右足側が外方変位なのか、歪みの理由は、左利きと右利きの違いに関係があるようにも見えます。そこで、左が利き足の方と右が利き足の方の歪み方

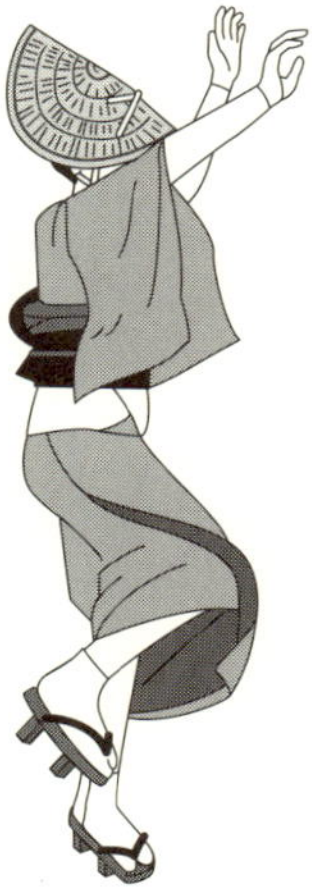

図６　徳島県の阿波踊り
しなやかな身振りで踊れるのは、左軸足が体をしっかりと支えているから（図７A）より

を調べました。

本章は、左右の足で変位がなぜ違うのか、仮説化した世界初の学術論文[注1]を要約致します。

右骨盤が歪む原因を調べる

１．左利き足、右利き足者の選択

文字を書くのが左利きであっても両手が器用に使える方がいるように、利き足側を特定するのは容易ではありません。このような場合には、その道に明るい学会誌を検索して、その中から信頼できる判定方法を探します。

表6　左利き足の判定基準（Chapmanの方法[注2]を簡便化した）

	問　診　項　目
1	字を書くのは左手であり、右手では書かない
2	サッカーボールを正確にまっすぐ蹴る時は、左足で蹴る
3	砂場で直径30センチの円を足のつま先で描く時、左足で描く
全項目が該当した場合、左利き足と判定	

表7　被験者の群わけ

	左利き足			右利き足		
	男	女	合計	男	女	合計
健常者	3	2	5	35	42	77
年齢（平均）	32〜58（42）			7〜71（42）		
身体機能不調者	16	12	28	83	116	199
年齢（平均）	19〜75（41）			7〜81（41）		
合計	19	14	33	118	158	276

本研究ではChapmanの判定方法を引用させていただきました[注2]（表６）。右利き足の人（健常者77例、身体機能不調者１９９例）、左利き足の人（健常者５例、腰痛、肩こりなど身体機能不調者28例）で合計３０９例の方々で、男女の群わけを表７に表します。専門的ですが、左利き足者と右利き足者の男女比率の違いはカイ二乗検定で棄却されないことを確認しています。

２．仙腸関節の変位検出法

骨盤の変位の検出は前章と同じ方法です（補足資料２）。

３．統計手法

調べたデータの数値から、意味がありそうな現象を見つける手助けをしてくれるのが統計手法で、マン・ホイットニーのＵ検定、スピアマンの順位相関係数、多変量解析の数量化理論Ⅲ類を用います。多変量解析とは、近ごろＴＶ番組で情報を分析するのに使われている、ビッグデータ解析と呼ばれる手法のことで、仮説の根拠になる道具にします。

表８　左・右利き足の健常者（n=5、n=75）における仙腸関節のフィクセーション例数と変位方向の頻度

	左利き足		右利き足	
変位有無	例数	頻度	例数	頻度
なし	1	20	20	27
あり	4	80	55	73
変位方向	構成比*		構成比*	
左前上方	20		20	
左内方	40		25	
左後下方	0		0	
左外方	0		0	
右前上方	0		0	
右内方	0		0	
右後下方	20		29	
右外方	80		68	

構成比*：数／例数×100

4．結果

4―1．左利き足者の変位方向は右利き足者と変わらない

健常者の左利き足者、右利き足者の仙腸関節変位頻度を表８に示します。変位は、両者の７割以上の方にあり、右利き足者よりも左利き足者の方が多い傾向があります。

変位方向は、右利き足者では左前上方、左内方、右後下方および右外方があり、右外方は68％と多く、予想された結果です。

左利き足者では、左前上方、左内方、右後下方および右外方があり、中でも右外方は80％の人が検出し、多さが際立っています。一方、左後下方、左外方、右前上方および右内方は検出されませんでした。

このように左利き足者は、右利き足者と同じ変位で似た頻度でした。最初に予想した逆側の変位方向は存在しませんでした。

次に、身体機能不調の方々の右利き足の変位を有した人と方向を表９に示します。

表９　左・右利き足の身体機能不調者（n=28、n=199）における仙腸関節のフィクセーション例数と変位方向の頻度

	左利き足		右利き足	
変位有無	例数	頻度	例数	頻度
なし	3	11	11	6
あり	25	89	188	94
変位方向	構成比*		構成比*	
左前上方	39		27	
左内方	57		51	
左後下方	4		0	
左外方	0		0	
右前上方	7		0	
右内方	0		0	
右後下方	39		33	
右外方	86		85	

構成比*：数／例数×100

両者ともに9割以上の方が変位を有していました。左利き足者と右利き足者の変位方向は、左前上方、左内方、右後下方および右外方があっても、左外方と右内方はなかったのです。

仙腸関節の変位は、左利き足者と右利き足者間の違いはなく、いわゆる利き足に依存するものではないことが判明しました。

これはどう考えたらよいのでしょうか。

４―２．右仙腸関節外方変位は健常者の特徴

３０９人の被験者の情報と、変位方向との関連性について、解析すると、右外方変位は、健常者との間に強い関係を示したことで、健常者は日常的に程度の小さい階段の右外方変位を保有していると推測されました。

利き足と軸足の解剖学

人の右骨盤はなぜ外方変位なのかを考察します。

利き足とは繊細な動きを行う側のことで、反対側は体重を支える「軸足」の

ことです。

日本人の利き足の比率は、八田武志先生[注3]によると、右足が65％程度だそうですが、軸足は利き足に対してつけられたものではなく、前原勝矢先生[注4]が公表されたように、解剖学的な固有の機能に基づいただけかもしれません。

前原先生は左右脳半球の機能と、身体左右の運動機能の研究をされ、精神神経科を訪れた患者や児童～成人について興味ある結論を述べておられます。それによると右脳の運動機能は、無意識的・反射的な姿勢脳の働き、左脳は意識的な運動脳の働きなので、左足は軸足で、右足は運動足の固有の働きを提案されています。

そうであるなら、変位分布が左腸骨は前上方と内方変位、右腸骨が後下方と外方変位に分かれた理由が明確に分かってきます。

左腸骨が前上方変位しやすい理由

仙腸関節の動き方は、腸骨が前下方に可動すれば仙骨は起き上がり、腸骨が

後下方すると仙骨はうなずく側に動きます。[注5〜6]

左の仙腸関節には前上方変位と内方変位が多いのはなぜなのでしょうか？図７は左足の軸足立ちと、仙骨の起き上がり運動の模式図を示します。軸足で立つと、図７Ａのように仙腸関節の接合面は最大に密着し静止安定が得られます。

腰椎は後彎《こうわん》するので脊柱Ｓ字カーブは消失して、脊柱は直線的なので、体幹は安定します。軸足側が全体重を支えるのに都合が良く、対側足は大きな可動力を伴う繊細な働きが確保されます。

左腸骨は、得意な前下方回旋を高頻度で行うことが、前上方変位になります。

右腸骨が後下方変位しやすい理由

図７Ｂは、右足でサッカーボールを蹴り上げる姿位で、右運動足立ち（利き足）と仙骨のうなずき運動を表します。この動作は、右腸骨は後下方に回旋し、仙骨はうなずき運動で腰椎は前彎して脊柱Ｓ字カーブを増大させるので、仙腸

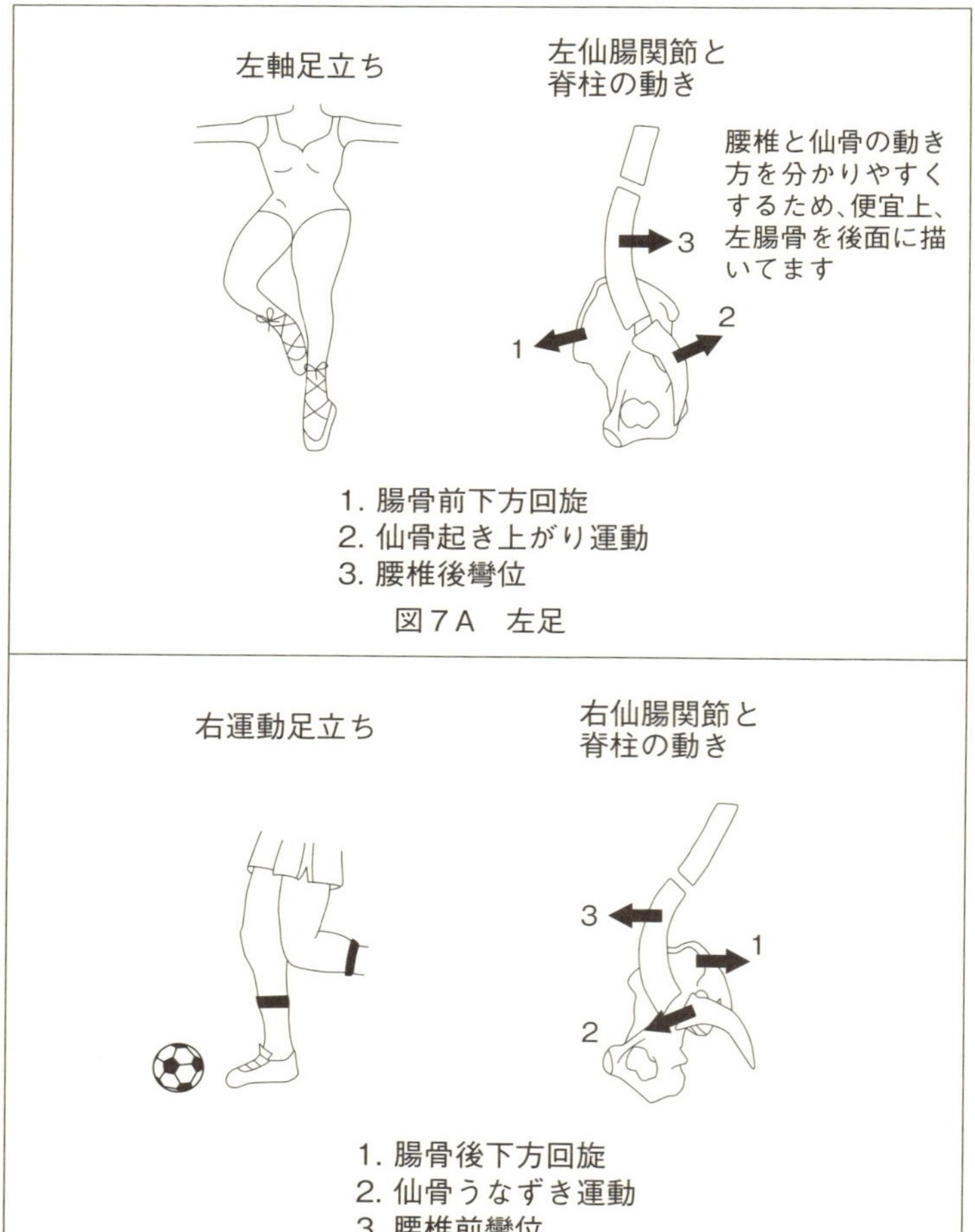

図7　軸足立ち・運動足立ちにおける仙腸関節矢状面と脊柱の動き

関節面の可動は最大になります。

無意識に体重を移動させることで、からだは大きな動的な体勢を得られます。脊柱Ｓ字カーブと、仙骨のうなずき運動の動的構図は、カパンディ[注7]の解説と重なります。

この動作の連続性が、右腸骨に後下方変位をもたらせます。

右腸骨外方変位の発生機序を推測

ここで、軸足と運動足側の仙腸関節を横断面で見てみましょう（図８）。軸足側の腸骨と仙骨は密着方向の回旋なので、左仙腸関節は図８Ａのように圧縮されます。この運動は軸足側が主導することで、密着負荷は左側になるので、右仙腸関節は協調するだけと推測できます。

次に運動足側は、腸骨と仙骨のかみ合いは最小[注7]なので、可動性に富み離解しやすくなると考えられます（図８Ｂ）。そしてこの運動は、右仙腸関節が主導するので離解負荷は左側よりも右側が大きいと推測できます。

左軸足立ち　右運動足立ち

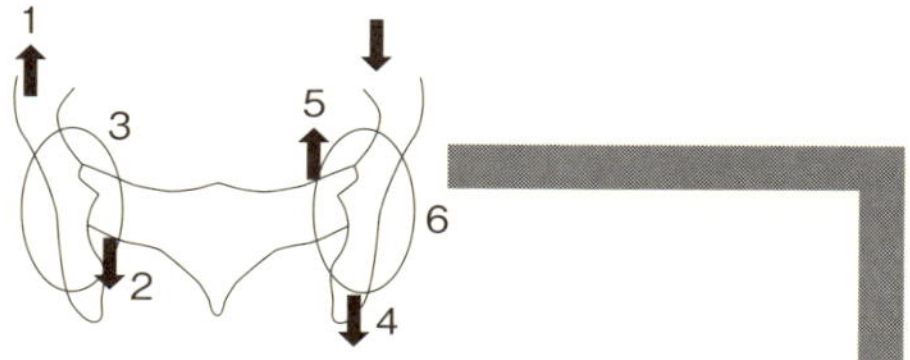

1. 左腸骨は前下方回旋
2. 仙骨左は後上方回旋
3. 左仙腸関節面の圧縮密着は高まる
4. 右腸骨は後下方回旋
5. 仙骨右は前下方回旋
6. 右関節面の圧縮密着は軽減され離解する　→　→

図８A　仙腸関節横断面

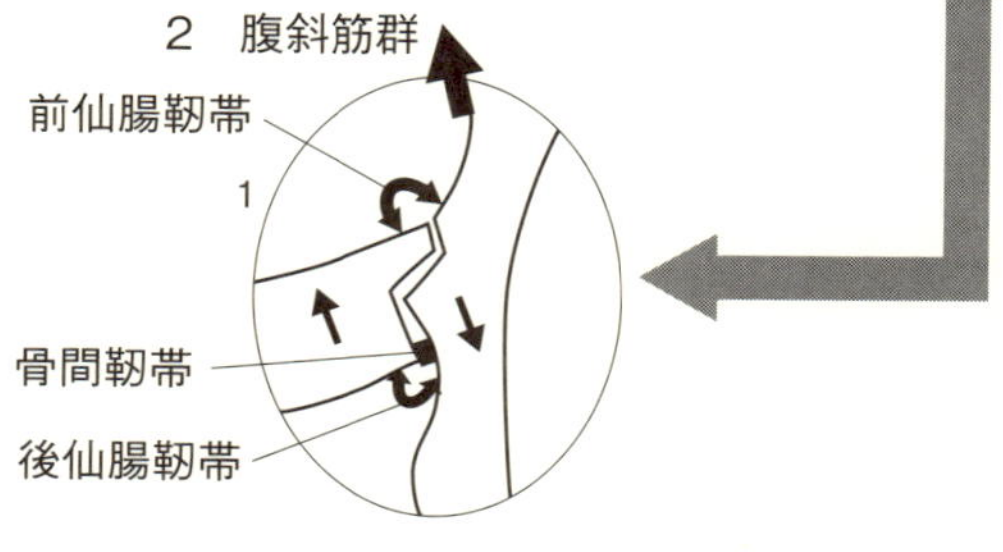

1．関節面は離解を繰り返し、骨間、前後面の靭帯は弛緩し、関節は曖昧となる。

2．右腸骨は腹斜筋群に引っ張られ右外方変位を形成する

図８B　右外方変位の発生

図８　仙腸関節横断面の軸足立ち・運動足立ちの動き方と右外方変位の発生

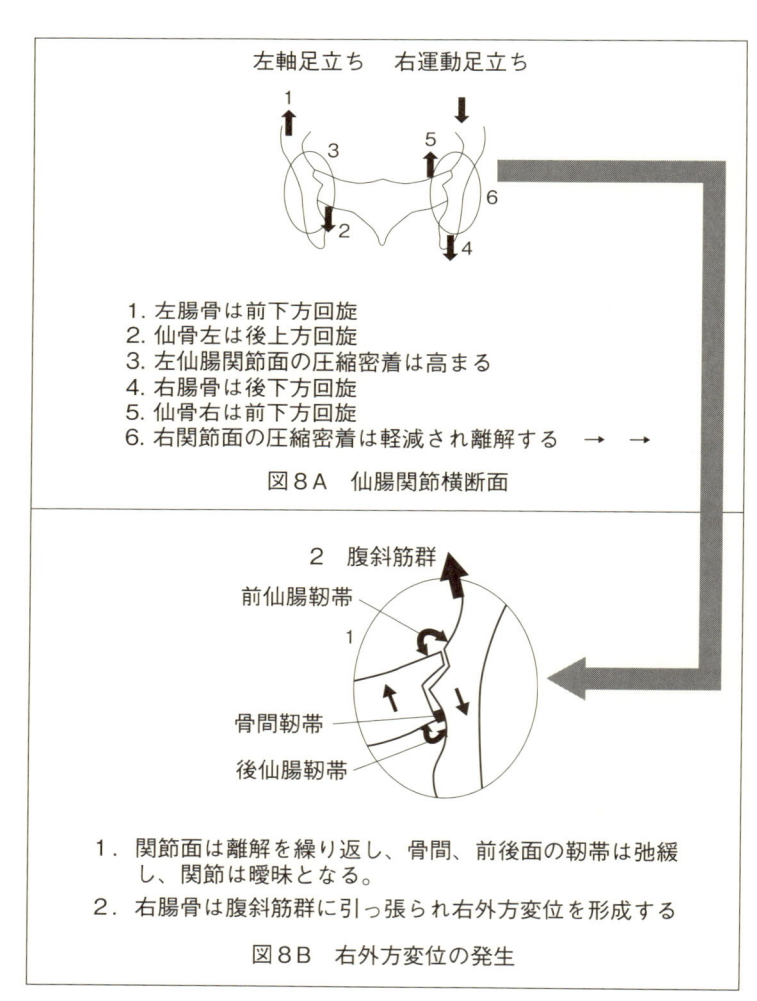

右足が体重を支えても、右脳優位が左右非対称性をもたらすと考えると、右仙腸関節は持続的に離解しやすいのです。

その結果、左よりも右側の仙腸靭帯、骨間靭帯などは弛緩し、曖昧な関節になります（図８B）。そして右腸骨は右腹斜筋群の緊張により、引っ張られ横断面で左回旋し、右外方を発生させると思われます。

右腸骨外方変位とすべてのスポーツが左回りである理由

右脳は姿勢脳であり、左足は姿勢を支える軸足です。右足は運動性のある利き足です。すなわち人は左足で体重を支えた状態になるので、右足は自由な運動を得ることになります。必然的に左回りの運動が可能で得意となり、逆に右回りになると、右足は不得意な軸足としての役割を強いられることとなります。

左回りの運動とは、スピードやフィギュアのスケート競技、円盤投げ・ハンマー投げのフィールド競技、陸上競技、競輪・競艇・オートレース、野球、社交ダンスすべてが左回りです。

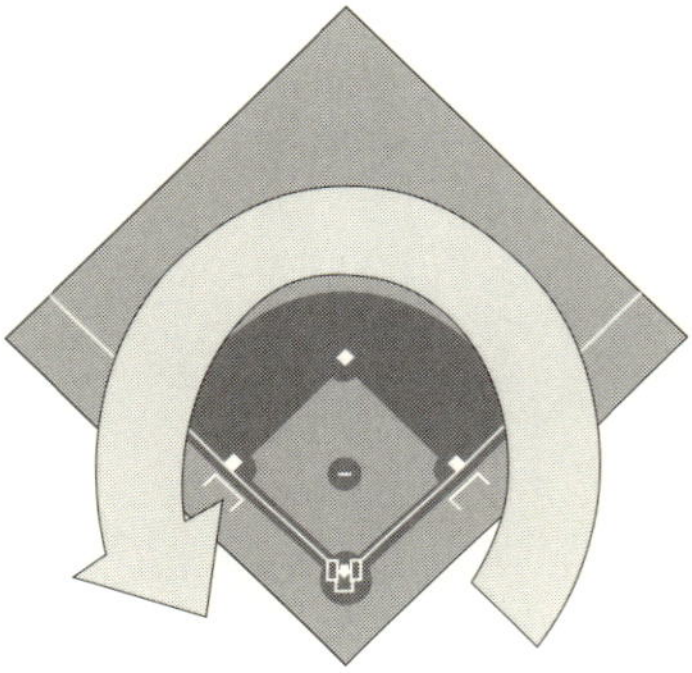

図９　野球場のダイヤモンド
野球の打者が走る方向は左回りです

左腸骨と右腸骨の変位方向がそのことを裏付けました。

サッカーで攻撃する作戦に、右側のフィールドから相手方ゴールに向かって走るのはどうでしょうか？　足の使い方からすれば、左回り方向に向かって攻め込むので、右足のミスは少なくなります。対する守備方は、動きが鈍い右回りを強いられ、防御がしづらく、得点を許しやすいように思います。

「左回り健康法則」[注8]と題された健康法が紹介されたのは20年以上前のことで、得られる効用は知りませんが、右に回るよりも左回りの方がはるかに安定することは間違いありません。

左利き足者がスポーツに優位な理由

最後に左利き足の人はスポーツになぜ強いかを解き明かします。

左利き足者は野球、サッカーなどスポーツ分野で卓越した選手が多いことで知られます。

右利き足のスポーツ選手は、右の機能足1本で競うことに対し、左利き足者は右も左も利き足になり足の機能差が小さく両足が機能足となって俊敏性に優れる運動能力を持つので優れることになるわけです。

注1　吉野和廣他：左並びに右利き足被験者における右仙腸関節の外方変位像　日本カイロプラクティック徒手医学会誌11：60—67　2010年（2010年度最優秀論文賞）

注2　Chapmanの判定方法：Chapman,LJ, etal.Brain and Cognition. 16　1

987年

注3 「左対右　きき手大研究」八田武志著　化学同人　2008年

注4 「右利き・左利きの科学」前原勝矢著　講談社　1989年

注5 仙骨の起き上がり・うなずき運動：仙骨の可動する方向のことをいい、矢状面で仙骨が仙腸関節より後方側に回旋することを起き上がり運動、逆に前方側に回旋することをうなずき運動という。

注6 「筋骨格系のキネシオロジー」（第15章4部　関節運動学）Donald A.Neumann著　嶋田智明、平田総一郎訳　医歯薬出版　2005年

注7 「カパンディ 関節の生理学Ⅲ 体幹・脊柱」A. I. Kapandji著　塩田悦仁、荻島秀男、嶋田智明訳　医歯薬出版　2008年

注8 「左回り健康法則　からだの神秘・難問に答える 地理のリズムに真理があった！」山根悟、亀田修監修　ベストセラーズ　1992年

第3章

骨盤の歪みでねじれてしまう脊柱

脊柱の構造と変位

右骨盤の変位をもたらす理由は、からだの左右の動き方が非対称性であったことが原因でした。では、どのような原因で脊柱の変位が起きるのでしょうか？脊柱の変位とは、背骨の動きが損なわれたことをいい、その理由が打撲のような外傷に原因があるということを除けば、筋肉が引っ張ることで起きるのが一般的です。

脊柱が変位して生じる問題は、運動神経や知覚神経だけでなく自律神経の活動を妨げるので、とても重大です。

脊柱（背骨）は、頸椎、胸椎、腰椎の三つの構造的な違いがあるので変位は均一には生じません。

模式図10から分かるのは、よく動くのが頸椎で、胸椎は肋骨で覆われているので動きは小さいです。胸椎1番は固定されて不動です。すぐ上の頸椎7番は拘束されないので、変位しやすいリスクを抱えた椎骨になります。

次に脊柱の変位について調べてみます。

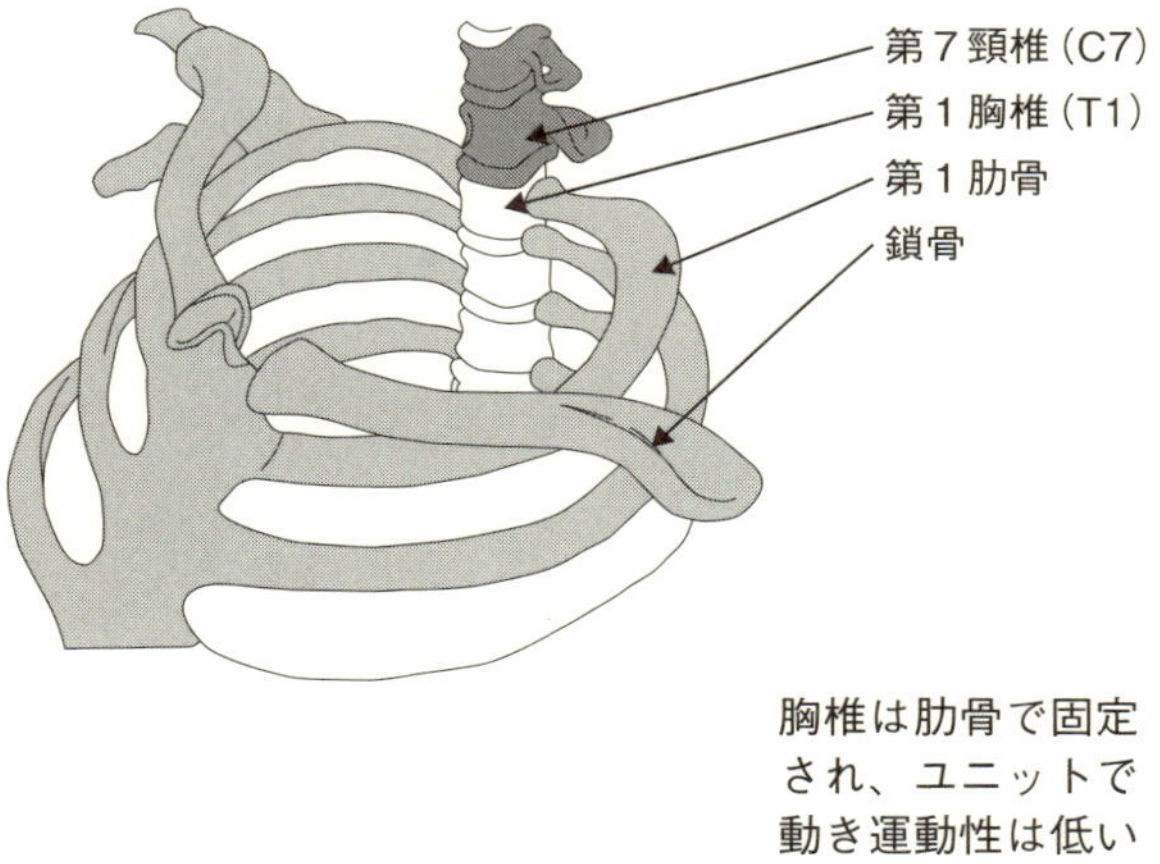

図10　頸椎と胸椎の運動性は大きく違う

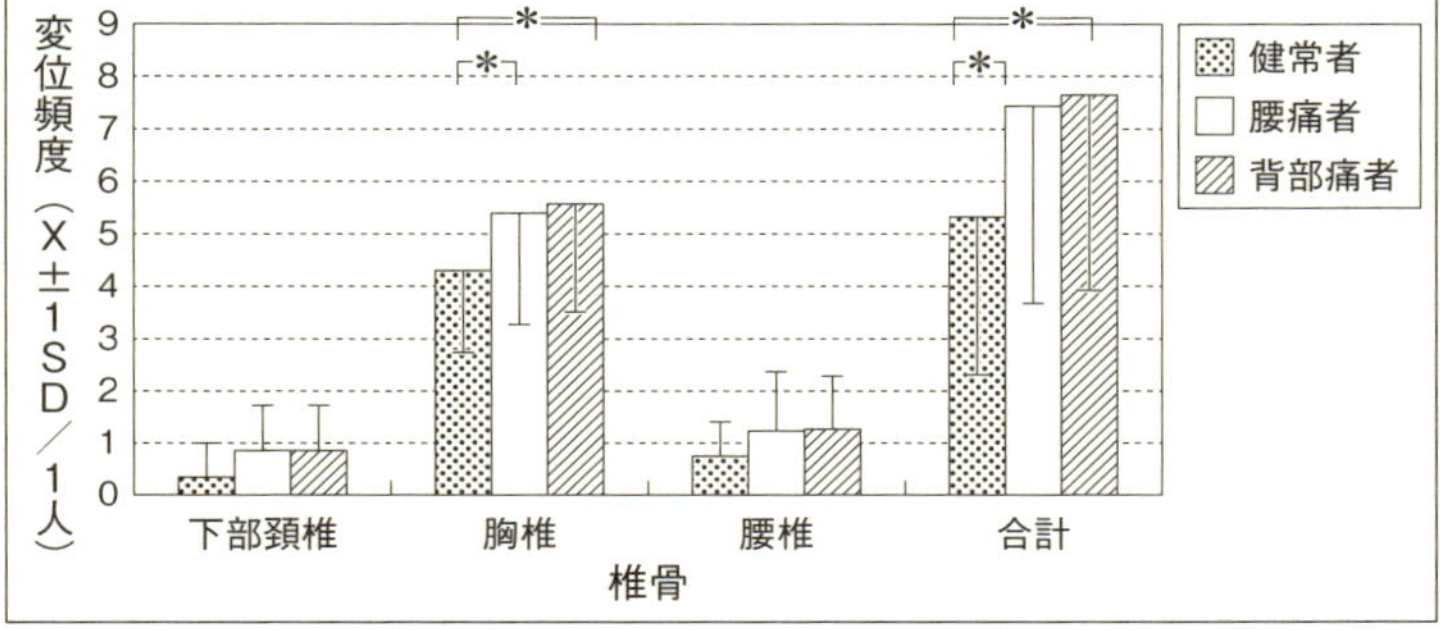

*：対応のない t 検定（P<0.05）

図11　下部頸椎から腰椎における椎骨変位の個数

1. 下部頸椎の変位の実態[注1]

健康な方と腰痛・肩こりの方の下部頸椎6番と7番の変位を調べてみました。結果は変位(陽性)が検出された人は、健常者は21%(13人/62人)、腰痛者は48%(58人/121人)、肩こり者は48%(42人/88人)でした。

全員が左回旋の変位で、右回旋の変位は検出されませんでした。

頸椎2個/1人当たりの変位個数(X±SD)は、それぞれ0・3±0・67、0・9±0・93、0・8±0・93で、身体機能不調の方の変位数は健常者に対しておよそ3倍多いことが分かりました(図11)。

2. 胸椎の変位の実態

胸椎の変位の検査結果を表10に示します。胸椎1番から胸椎12番のうち、陽性反応があったのは健常者が98%(61人/62人)、腰痛者は99%(120人/121人)、背部痛者は100%(188人)でした。

変位の方向は、いずれの群とも、ほとんどが右回旋変位であり、左回旋変位の頻度はわずかでした。

表10　胸椎（T1～T12）におけるフィクセーションの例数と変位方向の頻度

	健常者		腰痛者		背部痛者	
	例数	比率	例数	比率	例数	比率
変位なし	1	2%	1	1%	0	0%
変位あり	61	98%	120	99%	88	100%
合計（全例数）	62		121		88	
変位の内訳	構成比*		構成比*		構成比*	
第１胸椎右回旋	56%		58%		72%	
第２胸椎右回旋	56%		73%		72%	
第３胸椎右回旋	40%		50%		52%	
第４胸椎右回旋	35%		60%		45%	
第４胸椎左回旋	0%		1%		0%	
第５胸椎右回旋	47%		43%		56%	
第６胸椎右回旋	26%		44%		42%	
第７胸椎右回旋	34%		48%		42%	
第８胸椎右回旋	32%		39%		38%	
第８胸椎左回旋	0%		0%		1%	
第９胸椎右回旋	24%		33%		40%	
第10胸椎右回旋	37%		40%		38%	
第11胸椎右回旋	19%		36%		33%	
第12胸椎右回旋	19%		31%		28%	

構成比＊：検出数/全例数×100

下部よりも上部胸椎の変位が多いことも分かりました。

胸椎12個当たりの陽性個数／1人当たりは、健常者が4・1±1・31、腰痛者が5・4±2・27、肩こり者が5・6±2・04であり、身体機能不調者は健常者よりも統計的（P＜0・05）に多いことも判明しました（図11）。

3. 腰椎の変位の実態

腰椎の陽性数は、健常者は53％（33人／62人）、腰痛者56％（92人／121人）および背部痛者72％（68人／88人）でした。変位方向も大半が右回旋変位で占められていることが分かり、腰椎5個当たりの変位個数は、それぞれ0・7±0・72、1・2±0・67、1・3±1・06でした（図11）。

脊柱が変位する方向で分かったこと

1. 下部頸椎と上部胸椎は逆方向に変位している

下部頸椎7番が左回旋に対し、上部胸椎1番は右回旋と変位方向は逆向きでした。このように上の椎骨とそのすぐ下の胸椎が逆方向に変位する現象を「カンパンセーション」[注2]と言い、これは先に胸椎1番が強い変位を起こした結果、肋骨のないC7は逆の方向の変位を形成したと考えています。この考え方は、固定された椎骨の非可動性が周囲の椎骨に補正作用をもたらし、反対側に変位するとした考え方[注3]と一致します。

このギャップ現象が、第1章で紹介した星状神経節の興奮問題の原因（序章参照）と関わっているかもしれません。

2. 日常生活で胸・腰椎変位は右にねじれる

人の脊柱変位は、その方向が背骨の一個一個バラバラではなく、胸・腰椎は大半が右回旋であったので、胸・腰椎はそろって右回旋の方向にねじれているということが判明しました。

人は健康であっても、日常的に3～8個の軽度な脊柱変位を持ち、発生しては解消することを繰り返しているように想像しています。

脊柱が右回旋を行うのは、体幹が左側に回旋していることが理由ですが、その解説は次章で触れます。

注1　吉野和廣他：健常者と非特異的腰痛並びに背部痛者における脊柱変位像の分析　日本カイロプラクティック徒手医学会誌　10：32―36　2009年（2009年度優秀論文賞）

注2　カンパンセーション：下の椎骨が変位すると上の椎骨は補正によるねじれが生じ上の椎骨も可動性が不全になる状態をいう。

注3　「ガンステッド　カイロプラクティック　科学&芸術」（第5章　椎骨サブラクセイションのメカニズム）クランス・S・ガンステッド著　塩川満章訳　ルネッサンス・ジャパン　1991年

第4章

年齢とともにねじれてくる体幹

からだのねじれを調べる

人の立ち姿で、肩の高さが左よりも右の方が下がっていたり、背中が丸まっていたりする方をお見受けします。そもそも、からだの土台である右側の骨盤は、前方に歪んでいるものなので、肩の位置からして歪んでいても不思議ではないといえます。

本書は健康生活を目指すすべての読者に、からだの歪み解消のために書き上げたものですが、まずはご自分のからだの歪みを理解しましょう。

からだのねじれの測定法

からだのねじれを調べるには、3次元の立体映像を見ればたちまちに分かるように思われがちですが、立位姿勢のからだのねじれを調べるのは、それほど単純なことではありません。

からだがねじれているか否かを、真横から見たからだの縦の中心線を基準に定め、特定のからだの位置との距離の長さを計測することで調べてみました。

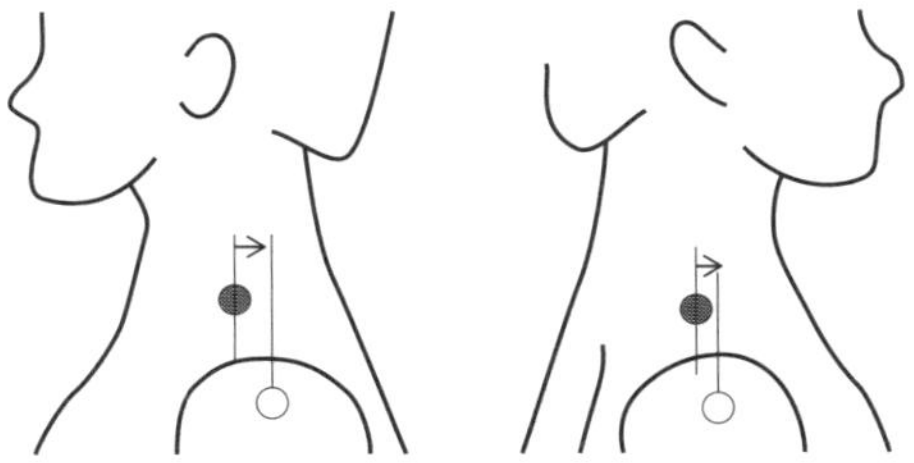

左肩甲帯は、重心線より
15ミリ伸展位（後方）

図12A

右肩甲帯は、重心線より
8ミリ屈曲位（前方）

図12B

図12　左肩甲帯(A)は伸展位、右肩甲帯(B)は屈曲位で、体幹は左にねじれている

基準となる位置は、模式図12のように頸部の付け根の中央点で、ねじれた位置というのは肩の肩甲帯の先端です。

基準位置とねじれ位置を模式図12で表しました。これはデジタルカメラで撮影しコンピューターの画像作成ソフトを用いて画面の中で、肩甲帯位置を測定したものです。図12Aでは左肩甲帯が15ミリ伸展位、右肩甲帯（図12B）は8ミリ屈曲位にあることを示しています。画像ソフトの精度は、ミリ単位下一桁です。この測定法の詳細は補足資料3で説明します。

人のからだはそもそも湾曲した構造なので、２次元では距離間に誤差をもたらし、測定精度が欠けてしまうのですが、この問題については、後になってステレオ画像計測法による定量性に優れる3次元の位置計測法を、静岡大学工学部の橋本岳先生に考案[注1]していただきました。それにより、二つの測定法の間には高い相関性[注2]が得られました。

分かってきたからだのねじれ方[注3]

同じ年代の方々を一つのグループにし、10歳代、20歳代、30歳代、40歳代、50歳代、60歳以上の、六つのグループの左右の肩甲帯位置の平均値を図13で表しています。グラフのT字型の縦線は標準偏差の±値で、その意味するところは肩甲帯位置が右より左が小さかったり、その逆であったり、つまり個人の左右差があることを表しています。

10歳代（40例）は左位置が9・0ミリ、右は8・3ミリで、左右は屈曲位側にあります。20歳代（67例）では、左位置はマイナス0・3ミリの伸展位に後退し、右位置は6・7ミリです。30歳代（１０８例）、40歳代（75例）、50歳

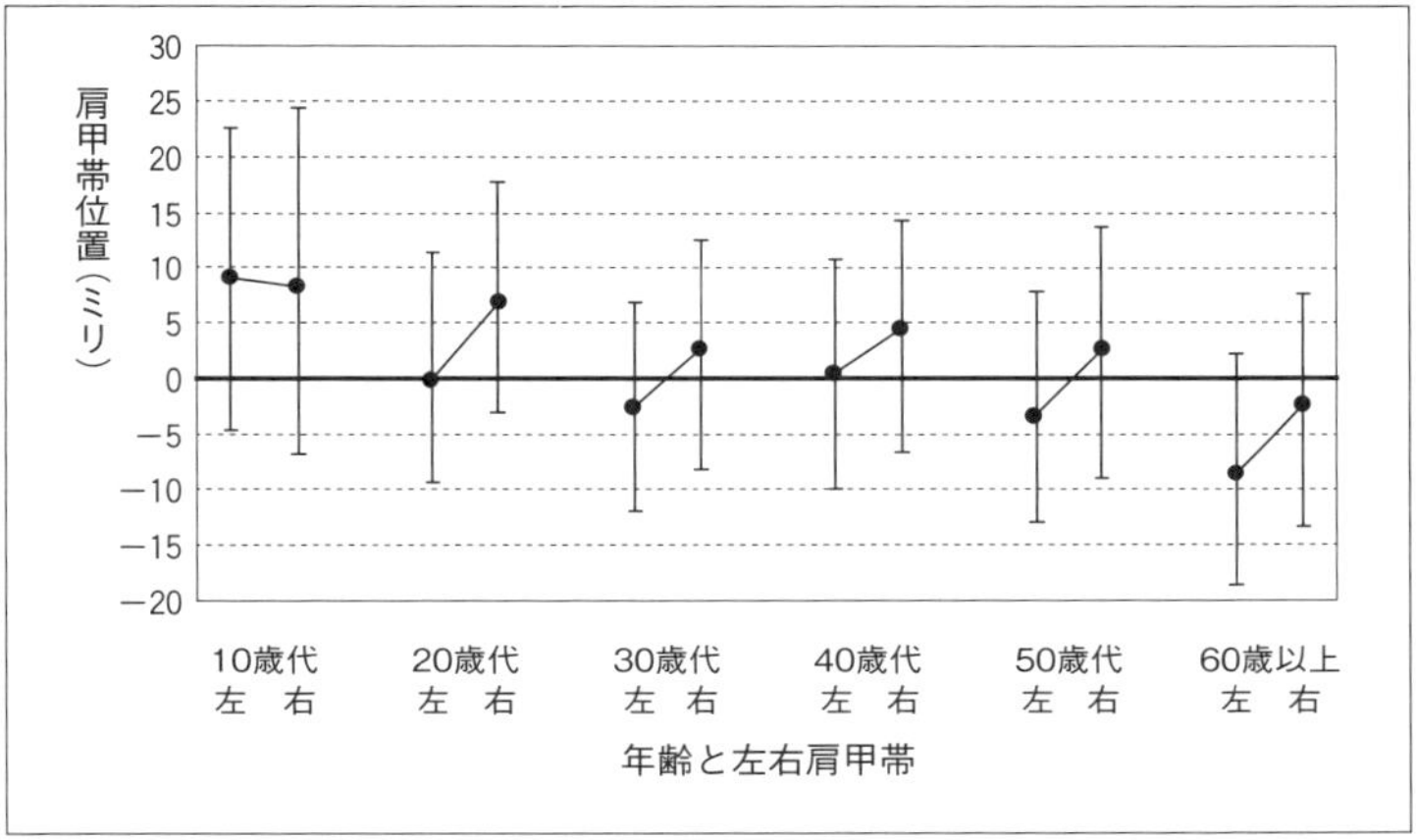

図13　年齢別グループにおける左右の肩甲帯位置

（53例）および60歳代以降（70例）になると、右位置は後退しながら、左はさらに伸展位側に後退です。

このようにからだは20歳代で左肩甲帯が後ろに下がり、その姿勢のまま年齢が上がると伸展位側へ移動していく様子が分かりました。

10歳代は、左右肩甲帯が屈曲位側にありますが、肩こり症はかなりの屈曲位へ歪んでいる様子であることも判明しました。

加齢とともに体幹の立体構造が変形する

からだの重心線を基準にしてみると、年齢が上がるごとに左右肩甲帯の位置は左肩が後ろ側に下がることが分かり、体幹は左回旋を生じていることが判明しました。

姿勢分析は、からだ正面からの臍《へそ》の位置も計測し、臍は腹部中央よりも1・1±4・99ミリの右側に移動していることも分かっています。右肩甲帯位置との間に負の相関性が検出されたので、右の腹斜筋群が右側肋骨を引き寄せ、右体幹胸部と右肩甲帯が連なることにより、わずかに前方に移動し、体幹が左回旋していると思われます。

体幹の左回旋は、右腸骨外方変位の像を重ねることで分かりやすくなります（模式図14）。

図14Aはからだを真横から見て、右腸骨aと右肩甲帯bは標準の位置に対して、図14Bは、右腸骨外方変位cと、右肩甲帯dでは、骨盤の歪みが体幹を左側にねじらせていることが想像できます。

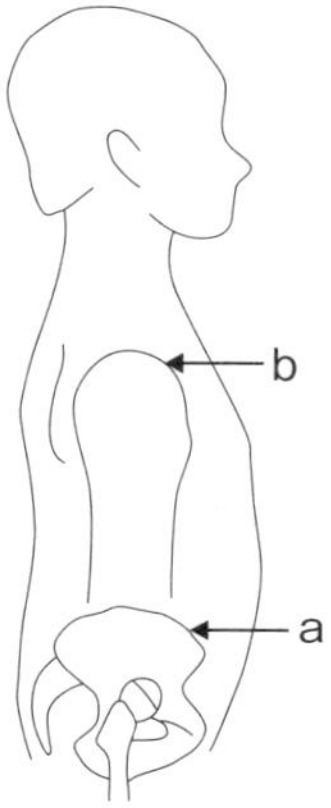
右腸骨ａと右
肩甲帯（右体
幹）ｂは、中間
の位置にある

図14A

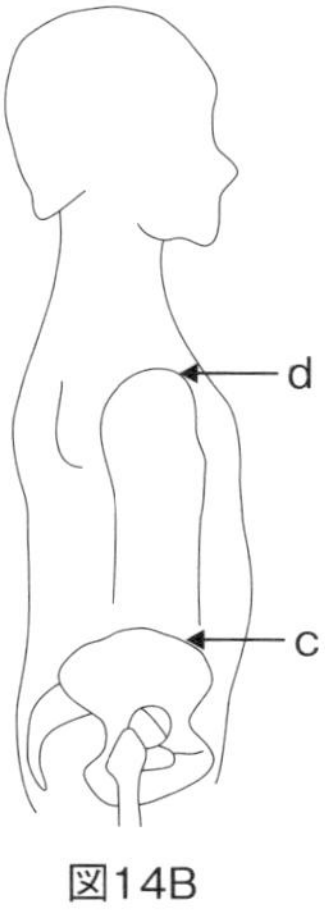
右腸骨ｃはわずかに体の
前方に歪むので、同側の
肩甲帯（体幹）ｄも連動
して前に移動する

図14B

図14　矢状面右側の寛骨と肩甲帯の模式図

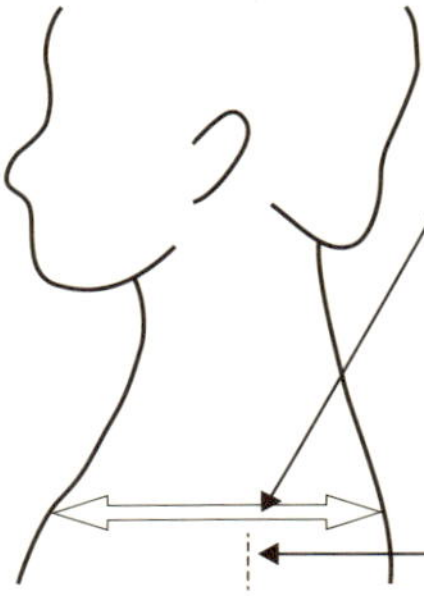
胸部厚径とは、胸〜背部
の厚さをいう。
高齢者は若年者よりも平
均16ミリ厚くなる
左肩甲帯は、年齢増加と
ともに後方へ移動

図15　加齢で左肩甲帯位置は伸展位に下がり、胸部厚径は厚くなる

高齢になると、身長が低くなることは誰でも知っているかと思いますが、胸板の厚み（矢状面の胸部厚径）が増すことはあまり知られていないのではないでしょうか。

図15のようにからだを真横から見た胸の厚みを、高齢者男女（60歳以上）と若年者（18〜30歳）を比べると、胸の厚みは、高齢者が若年者よりも平均16ミリ厚くなります[注4]。

骨盤の歪みは、早くてすでに10歳代で生じますが、軟部・結合組織の柔軟性が高いことでねじれる力は吸収され、からだは本来の屈曲位に保たれます。柔軟性が乏しくなっていく20歳代では、ねじれの力は左肩

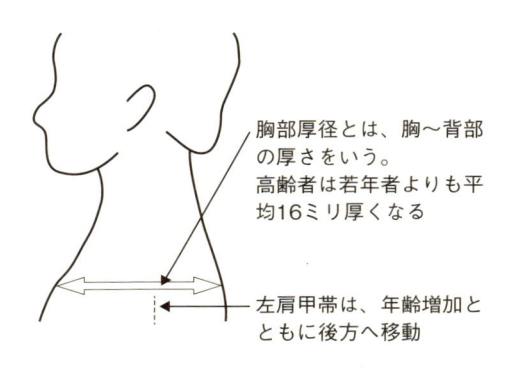

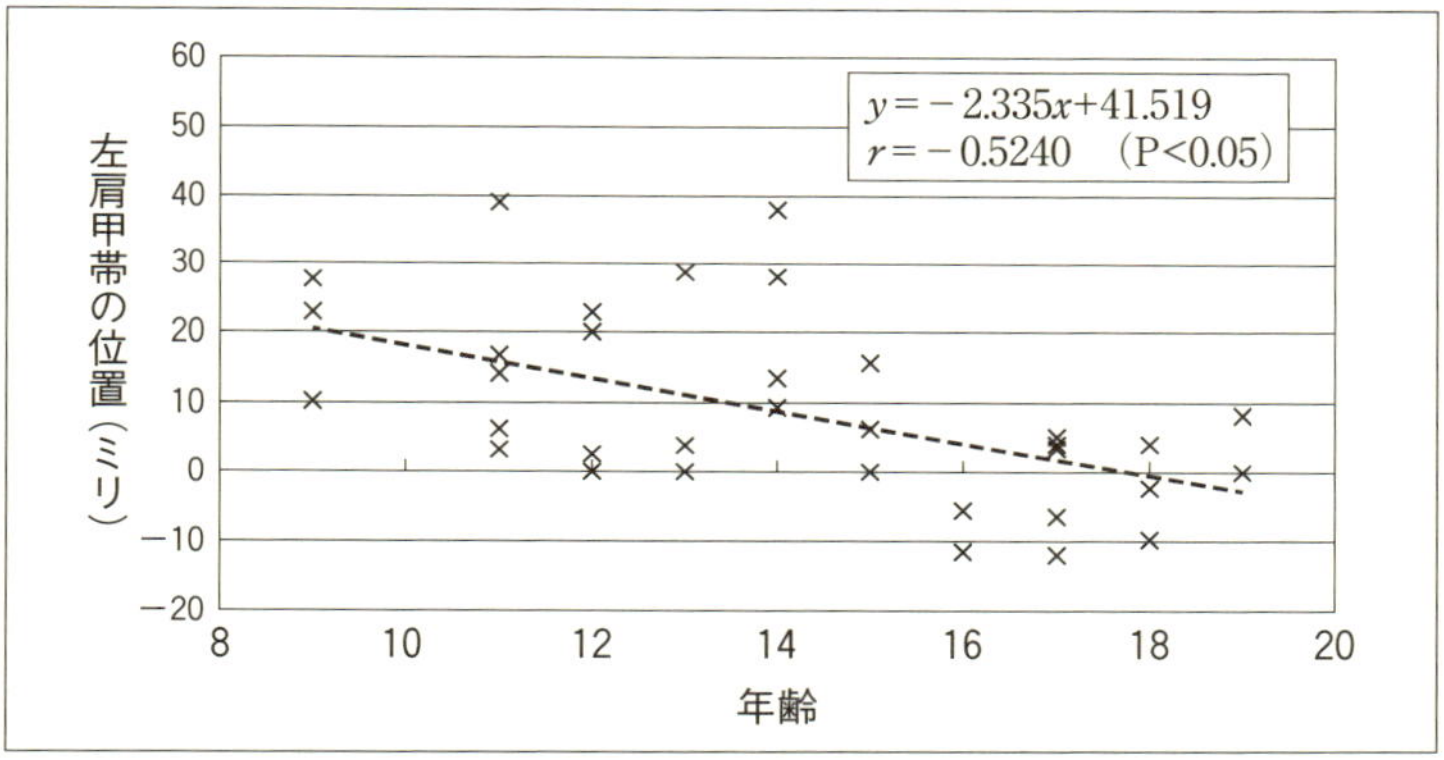

図16　10歳代肩こり者における左肩甲帯位置と年齢との相関性

甲帯を後方側に傾かせ、からだのねじれを脊柱が補填するので、胸の厚みも膨らむのでしょうか。

10歳代の肩こり、頭痛、腰痛……

10歳代では、ひどい肩こり、頭痛や腰痛などを訴える方の場合ですが、肩甲帯の左右は水平位置というより少し右肩甲帯が屈曲し、個人間のバラツキも大きいです。

10歳代は、椎体の骨化形成期で、脊柱は柔軟なことが、左右の肩甲帯を屈曲位に保たせるのかもしれません。

図16は受診された10歳代のお子さんについて、年齢と左肩甲帯位置との相関を示し

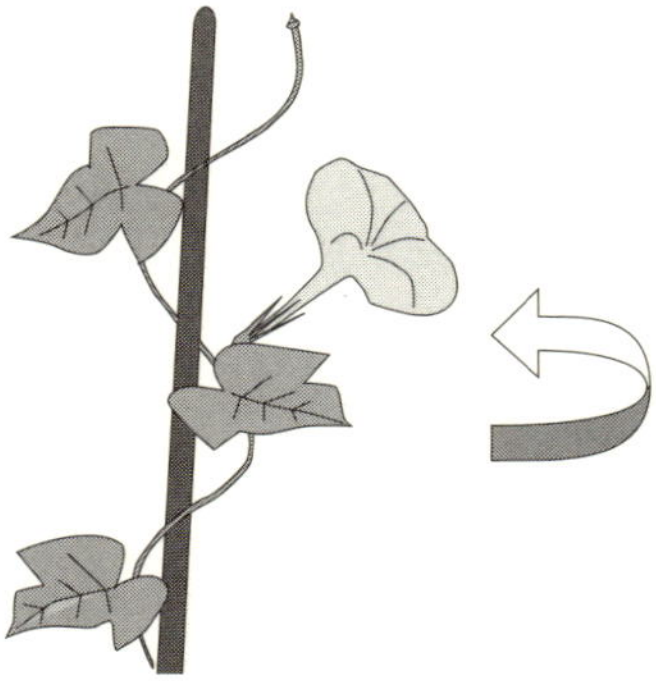

図17　つる性の植物は、地面から支柱に巻きついて上へのぼりますが、不思議なことに大半のつる植物は、地面から左回り回旋のねじれ方をします。
朝顔のつるは左回りにねじれます

たものです。10歳代であっても年齢と左肩甲帯位置とは負の単相関関係を持っていることが分かりました。

右側の腸骨が外方変位を起こす年齢は10歳以下では不明ですが、10歳代には存在していること[注5]を確認しています。

10歳代で強い肩こり、頭痛や腰痛が現れる理由について、健常のまま成人する子どもたちのからだのねじれ方と違いがあるのかという点については、健常者の情報がありませんので、現時点では分かっていません。

注1　長倉良平他：カイロプラクティックへの応用を目指した３次元画像計測を用いた人体の姿勢歪み計測　自動制御連合講演会　２０１１年・岡崎

注2　吉野和廣他：３次元計測による肩甲帯偏倚《へんい》の挙動　第14回日本カイロプラクティック徒手医学会学術大会　２０１２年・仙台

注3　吉野和廣他：肩甲帯の左回旋に対する脊柱の補填作用　日本カイロプラクティック徒手医学会誌12：58―64　２０１１年

注4　「人間計測ハンドブック」産業技術総合研究所人間福祉医工学研究部門編　朝倉書店　２００３年

注5　吉野和廣：健常者と非特異的腰痛者における仙腸関節可動性不全統計的分析像の第17回日本腰痛学会　２００９年・東京

第5章

脊柱のねじれに害される重要な交感神経

脊柱がねじれるメカニズム[注1]

20年間の研究によってつかんだ、骨盤が歪む実態や右骨盤が歪むメカニズム、脊柱とからだがねじれるといった現象を、ジクソーパズルのピース片のようにつなぎ合わせていくと、ねじれた脊柱が自律神経活動を障害するという考え方が見えてきました。

歪みとねじれは、それぞれが独立して生じるのではありません。避けられない右腸骨の歪みがあることで、脊柱が右回りにねじれるのは、からだが延命を図る内なる力のように思います。

そこで、模式図18を使って、脊柱がねじれるメカニズムと自律神経活動障害の考え方を説明していきます。

図18A　右骨盤は外方変位する[注2]

骨盤を真上から見た像です。多くの健常者は、右腸骨が外方に歪みます。

原因は左脳の運動能優位性がもたらし、10歳代で始まります。

図18Ａ　右腸骨（横断面）は外方変位する（第１章、第２章） 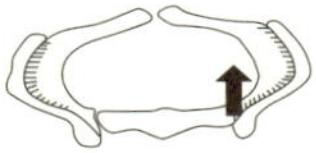	１．10歳代で右腸骨は外方変位の歪みを起こしやすく、健常人であっても60％以上の人は歪んでいる。 右仙腸関節はフィクセーション化している
図18Ｂ　肩甲帯は左回旋する（第４章） 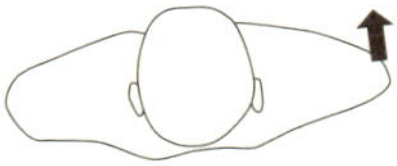	２．20歳代を超えると、年齢の増加とともに横断面で右側の肩甲帯は前方、左側は後方に移動し、肩甲帯は左回旋のねじれを起こす
図18Ｃ　脊柱と姿勢筋による補正作用（第４章） 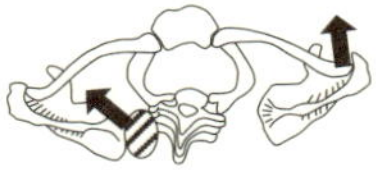	３．肩甲帯の左回旋に対し、脊柱に付着する姿勢筋（楕円形斜線）は脊柱を右回旋の方向へねじれさせて補正を行う。補正力が強すぎる場合、肩甲帯は右回旋することもある
図18Ｄ　胸腰椎の変位化（第３章） 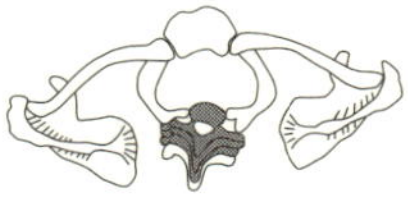	４．姿勢筋は過緊張を続けることで柔軟性を失い固定化するので、胸腰椎（スミアミ部分）は右回旋したまま代償で可動性不全：フィクセーション（変位）する
図18Ｅ　下部頸椎の変位化（第３章） 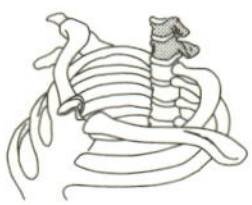	５．上部胸椎の右回旋変位に対し、肋骨に従属しない下部頸椎（スミアミ部分）は、反対側に再補正することで、左回旋の変位を生じる

図18　脊柱フィクセーションの発生と交感神経機能障害の機序仮説

図18B　肩甲帯は左回旋する[注3]

右腸骨が前方に歪むと、右肩甲帯も連動して前方へねじれます。右肩がねじれることで、左肩は後ろに下がり、20歳代に入ると体幹は、理想重心点を基準に左回旋するようになります。

図18C　脊柱と姿勢筋による補正作用[注3]

体幹が左回りにねじれると、固有感覚受容器[注4]などが反射し、脊柱が関節、腱、筋肉と連動し、姿勢補正を行います。

丸く囲んだ斜線は姿勢筋で、上下の椎骨と連結し、下の椎骨が上の椎骨を右回旋させ、脊柱が右回旋しています。

図18D　胸腰椎の変位化[注5]

姿勢筋群の収縮が続くと、脊柱も右回旋したままとなり、胸腰椎は変位しています。脊柱の立体構造は復元力を伴わないので、回旋したままであっても不思議ではありません。上部から中部の胸椎は肋骨と複合した胸郭を形作っているので、単独よりもユニットでねじれると思われます。

図18E　下部頸椎の変位化注5

下部頸椎は変位を生じます。これは先に上部胸椎が右回旋にねじれたことが理由で、頸部は逆方向に補正し続ける結果、肋骨の支持を持たない下部頸椎は左回旋の変位を生じます。

ねじれた脊柱が自律神経活動を障害するという考え方注6

脊柱はからだの屋台骨だけではなく、からだのすみずみまで電気信号を送る配電盤のようなものでもあります。頸椎から腰椎の各分節の脊柱前側の両側面には、大きさが数ミリ四方の神経節が付着して十数個の数珠玉状の節がつらなり、交感神経幹（図19）が形成されます。

脊髄神経と交感神経節から延びる神経線維は、各分節の血管に沿い頭部、胸

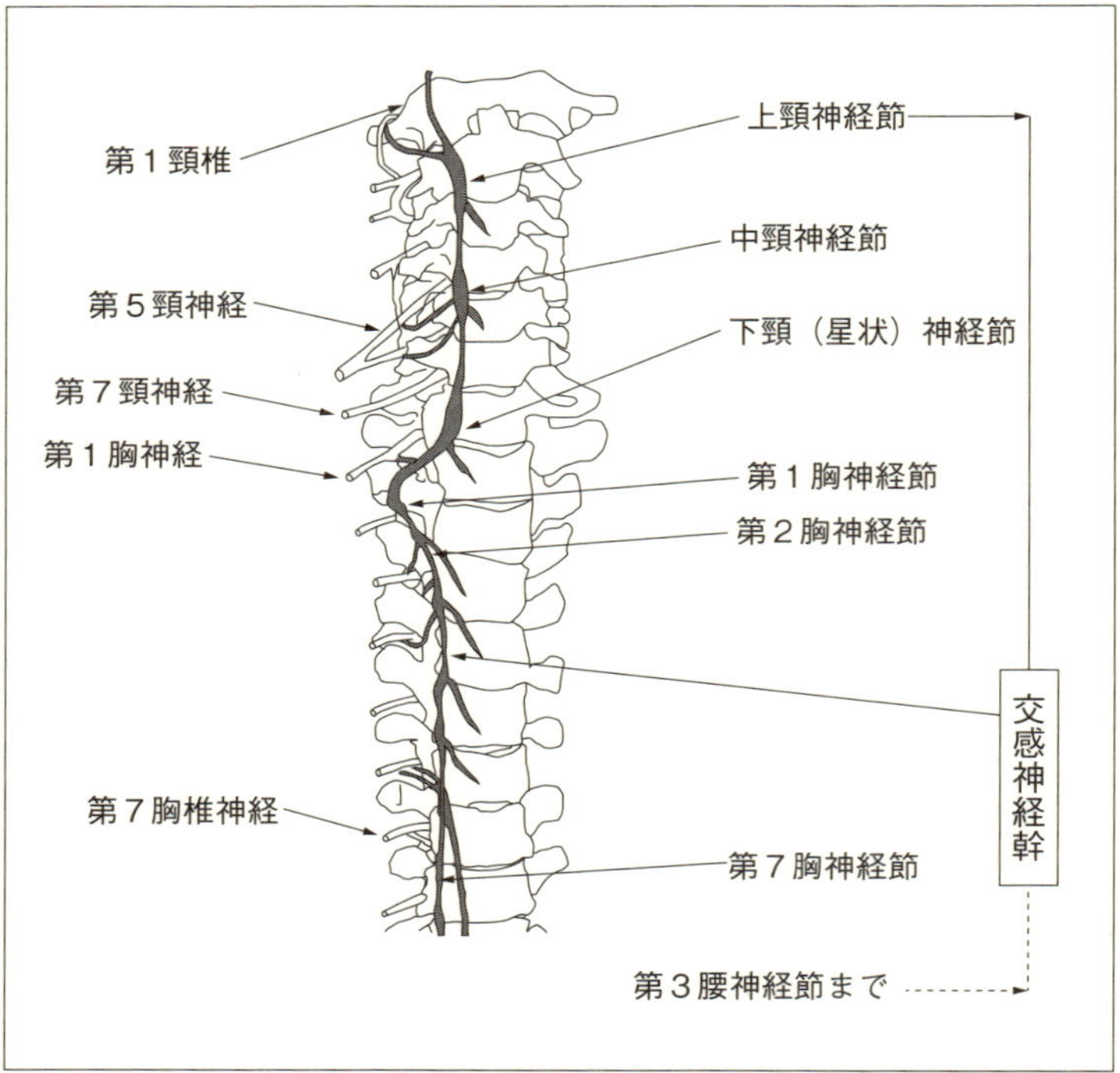

図19　交感神経幹

第１胸神経〜第3腰神経より分枝する交感神経節前繊維が、脊柱の両側面の縦方向に20個あまりの神経節を形成しており、これを交感神経幹という。

第１胸神経節より上位は、下頸（星状）神経節を第７頸椎の両側面に、中･上頸神経節を中･上頸椎の両側面に形成し、頭部、頸部の器官、心臓、腺に作用する。

下位の神経節は、椎骨分節ごと第３腰神経まで分枝して交感神経幹で接続される。腹部、骨盤内ではさらに節前繊維が入り込んで腹腔神経節他を形成して臓器に作用する。それ以外の神経幹は、体幹、上・下肢の皮膚の血管、立毛筋、汗腺、筋交感神経につながり作用する部、腹部、四肢、すべての臓器、血管、皮膚の末端までつながり、心筋、平滑筋、骨格筋の調節を行うことで、からだの機能の自律調節を行っています。

脊柱がねじれると配電盤が歪み、神経線維が刺激されて、臓器や筋肉に電気信号を正しく送れなくなります。これにより、平滑筋、骨格筋に十分な血流量が確保されず、からだが重い、疲労がたまる、眠れない、便秘、下痢、肩が張る、手足が冷たい・痛い、腰が痛いといった身体機能の不調が生じてくるものと推測しています。

エドガー・ケイシーは、病気の責任原因が脊柱と特定した患者だけではなく、循環器系、神経系、消化器系など多くの疾患者の治療プログラムに合わせて、脊柱を調整する指示を行っていますが、理由は、脊柱のゆがみが神経に誤った反射を起こさせることを防ぐためなのです。

次章では、自分で脊柱のねじれを解消する手立てとして、ねじれた脊柱を補正したときの自律神経活動の回復法について紹介します。

注1　吉野和廣他：脊柱変位が自律神経活動（心拍変動）に及ぼす影響について——脊椎原性疾患の発祥機序を考えて（第8報）——日本カイロプラクティック徒手医学会　第17回学術大会　２０１５年・品川

注2　吉野和廣他：左並びに右利き足被験者における右仙腸関節の外方変位像　日本カイロプラクティック徒手医学会誌11　２０１０年（日本カイロプラクティック徒手医学会　２００８年度最優秀論文賞受賞）

注3　吉野和廣他：肩甲帯の左回旋に対する脊柱の補填作用　日本カイロプラクティック徒手医学会誌12　58—64　２０１１年

注4　感覚受容器：筋肉、肩関節、内耳に存在し、筋肉・腱・関節かかる力などの固有の感覚を受け取り反射する受容器

注5　吉野和廣他：健常者と非特異的腰痛並びに背部痛者における脊柱変位像の分析　日本カイロプラクティック徒手医学会誌10

注6　吉野和廣他：健常者の右腸骨が外方偏倚してしまうことが多様な疾患を作るのか——脊椎原生疾患の発症機序を考えて（第四報）——第19回日

本統合医療学会　２０１５年・山口

第6章

からだのねじれをリセットすることが来《きた》る新時代の健康法

脊柱がねじれてしまうのは、からだが左右非対称の働きによるものです。そのメカニズムを知ることで補正法が分かりました。そして、脊柱の歪みが関わるであろう自律神経の症状についても有用性が期待されるようになりました。

本章の前半では骨盤と脊柱の補正を自分で行う方法を紹介し、後半は補正後の脊柱変位の消去と自律神経活動の効果を示します。

タオルを使って骨盤と脊柱を補正する[注1]

用いるのはタオルのみで、方法はとてもシンプルです。

1．準備するもの

○厚手のバスタオルを1枚（サイズは、大人には125×65センチ程度、子どもならそれよりも小さくてよい）。
バスタオルを折りたたみ、20×30センチ程度の大きさにします。

○洗顔用タオルを1枚（サイズは80×34センチ程度）。
洗顔用タオルを折りたたみ、18×9センチ程度の大きさにします。

○就寝時にお使いの布団、ベッド、枕。

２．使用上の注意点について

使用に当たり、以下のような注意が必要です。
○骨盤の歪みが軽い方は補正されます。軽い腰痛のある方に適応します。
○歩行が困難な腰痛の方、姿勢が大きく曲がった方、強いねじれのある方、変形性股関節症、変形性膝関節症の方は不向きなので行わないでください。
○平らでないベッドやソファでは使用できません。
○上を向いた姿勢で寝ます。下を向いた姿勢では行いません。
○極端な腰痛や背部痛が続く場合、その時点で使用を中止してください。専門医の受診やカイロプラクティック院で施療することをお勧めします。
○通常、初めて装着すると、装着中は背部に違和感もあります。装着して５分で心地よい眠りに入ってしまうことが多いです。５分経過したところで腰背部に違和感が続く方は、次の「３．使用手順」に従ってください。脊柱補正終了後、立ち上がる際に首の後ろや背中から腰に軽い違和感がありますが、しばらくするとなくなります。

3. 使用手順

①バスタオルが骨盤・脊柱補正タオルです。

②図20のように上から見て、バスタオルを枕の端に縦型で配置します。

③上を向いて寝た姿勢で、バスタオルを左肩の真下に装着します（図21）。バスタオルは左上半身を前に押し出すように装着するので、からだはわずかに左肩が押し上げられる感覚になります。

④両手を組み腹部の上においてください。

安静にして5分過ぎたころ、骨盤は歪んでいることが理由で、左右のいずれかの腰、両側の腰や臀部《でんぶ》が浮いた感覚、違和感が出る場合があります。我慢できる程度の違和感である場合、骨盤を補正する方法を記します。

○左側の腰や臀部あるいは足が浮いた感覚、違和感、痛みがある場合、左坐

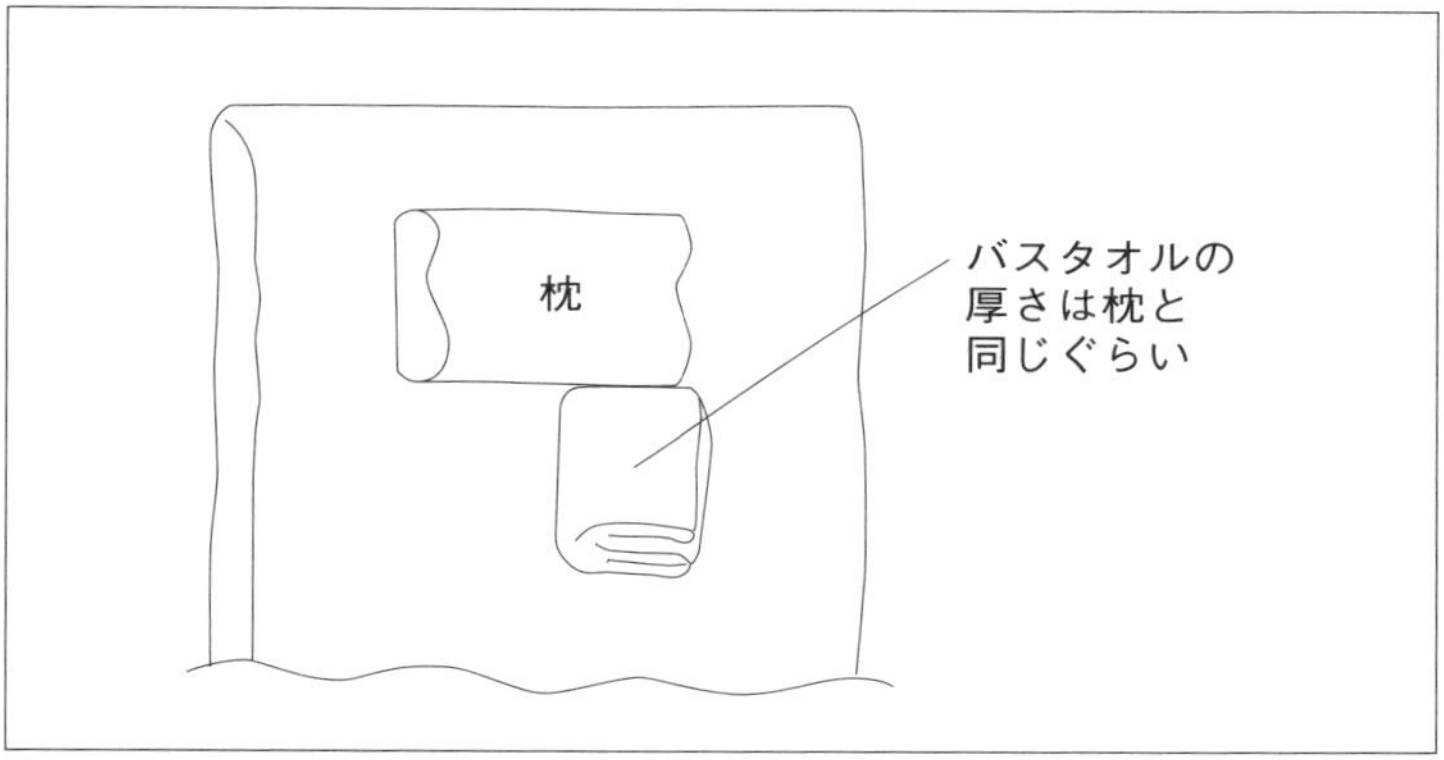

図20　上から見た模式図
枕と折りたたんだバスタオルをこのように配置する

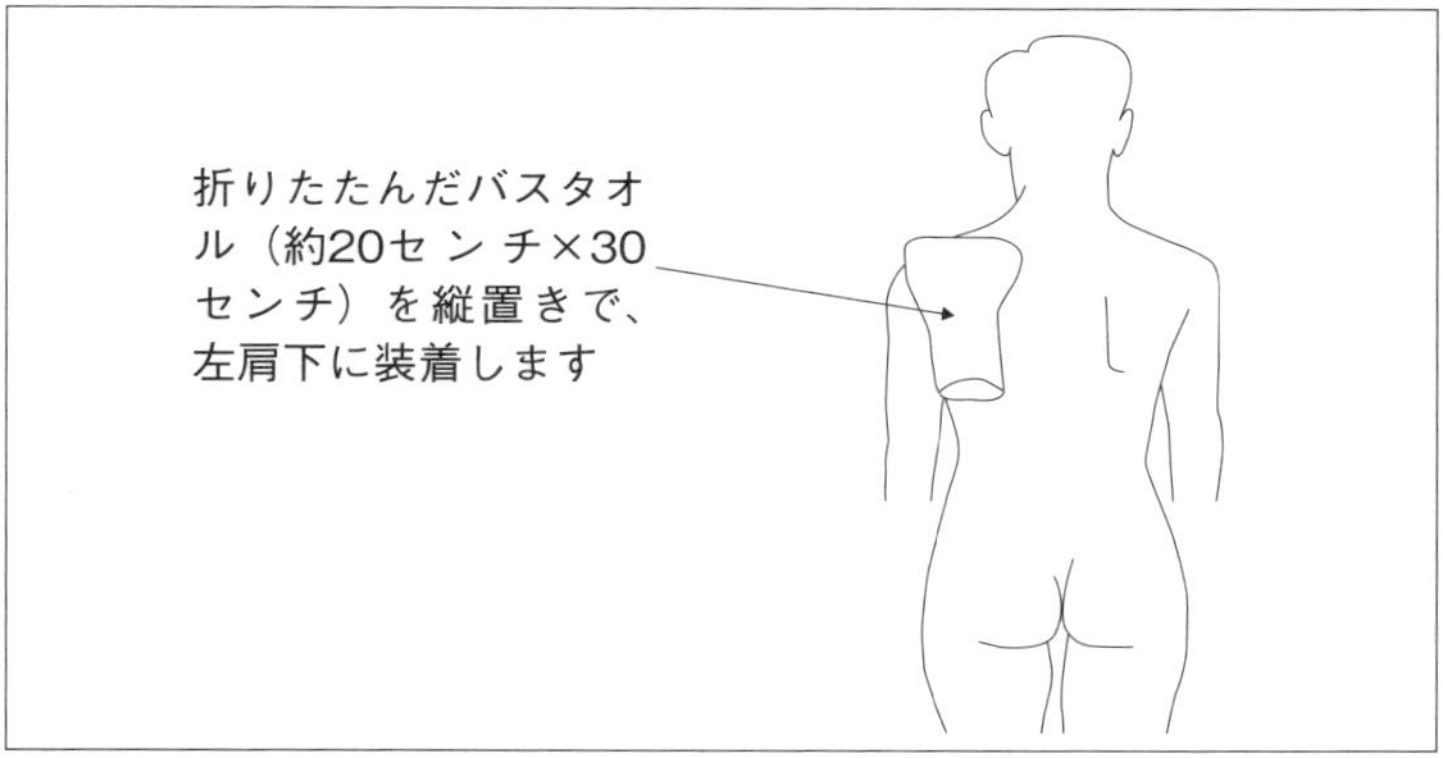

図21　体の裏側から見た模式図
折りたたんだバスタオルは左肩下に装着する

骨（図22）の真下あたりに、折りたたんだ洗顔用タオルを置き、その上に坐骨を載せ、安静にします。

○右側の腰や臀部あるいは足が浮いた感覚や違和感、痛みがある場合、右腰骨（図23）の上端真下あたりに、折りたたんだ洗顔用タオルを置き、その上に骨盤を載せます。

○腰に装着する洗顔用タオル装着は、違和感がより強く出る片側のみ行い、両側には装着できません。

⑤顔は真上からわずかに右側を向くようにします。

⑥この姿勢で、深呼吸を行いましょう。鼻からゆっくりと空気を吸い込み、口からゆっくりとはき出します。過呼吸にならないよう注意しながら15～20分間程度続けます。心地よい眠気を催すときは寝てください。

⑦朝の起床直前の15～20分間程度行うことをお勧めします。

⑧夜装着したままで朝まで寝込んでも問題ありません。

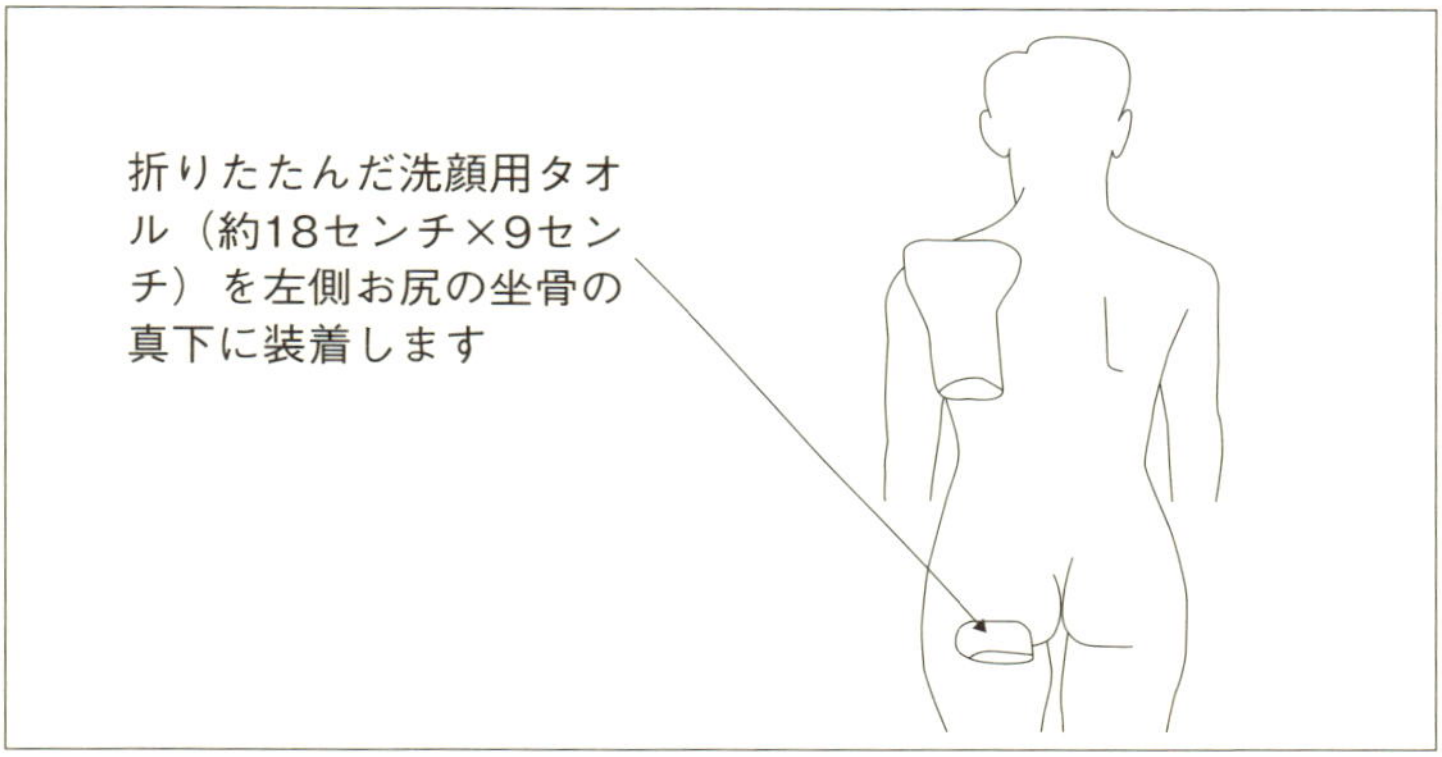
折りたたんだ洗顔用タオル（約18センチ×9センチ）を左側お尻の坐骨の真下に装着します

図22　体の裏側から見た模式図
左側の腰、臀部に違和感・痛みがある場合

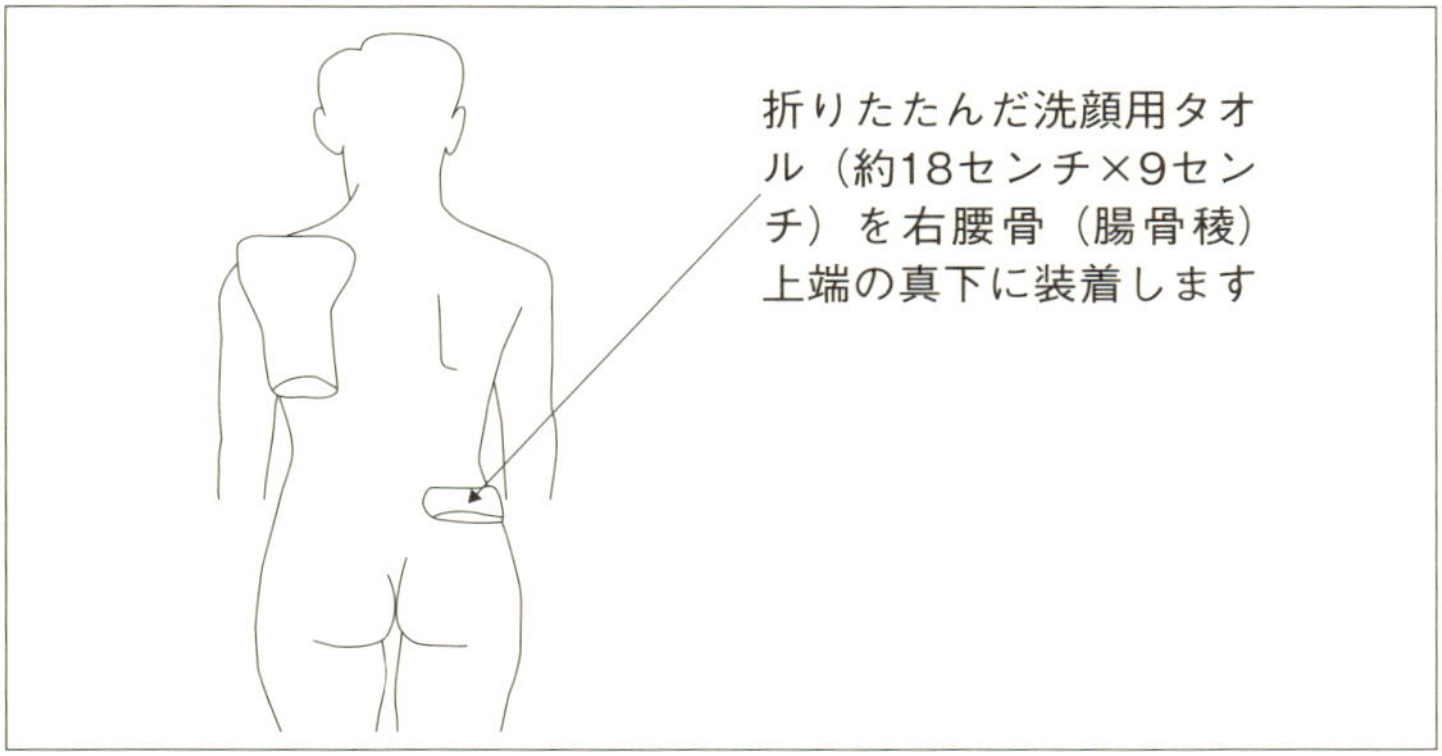
折りたたんだ洗顔用タオル（約18センチ×9センチ）を右腰骨（腸骨稜）上端の真下に装着します

図23　体の裏側から見た模式図
右側の腰、臀部付近に違和感・痛みがある場合

補正タオルで脊柱を補正する回数は、初めての場合、数日間にわたり連続して行います。次の週からは週1回の間隔で4週間行い、その後は1カ月に1回の間隔で行います。

補正タオルは、誤った方法による混乱を避けるため、大きさを標準化して使いやすくした脊柱補正器具を開発しましたので次に紹介します。

脊柱補正具：「BBP」の開発[注2]

骨盤・脊柱補正器具は、上を向いて寝た姿勢で使う仰臥《ぎょうが》位用《い》（図24）と、座席に装着して使う座席用（図25）の2種類があります。

仰臥位用は、就寝時や、朝の起床直前に使います。左肩の下に置き、肩の凸面に対して凹面形状の大きさは縦…約30センチ、横…約10～20センチ、高さ…約2～7センチで、その形からBBP（Blade Block Pat）と名付けました。

一般家庭で利用しやすいウレタンで成型した「BBP HC」（BBP・ホームケア）と、本格的に施術院での補正用の樹脂製「BBP PRO」（BBP

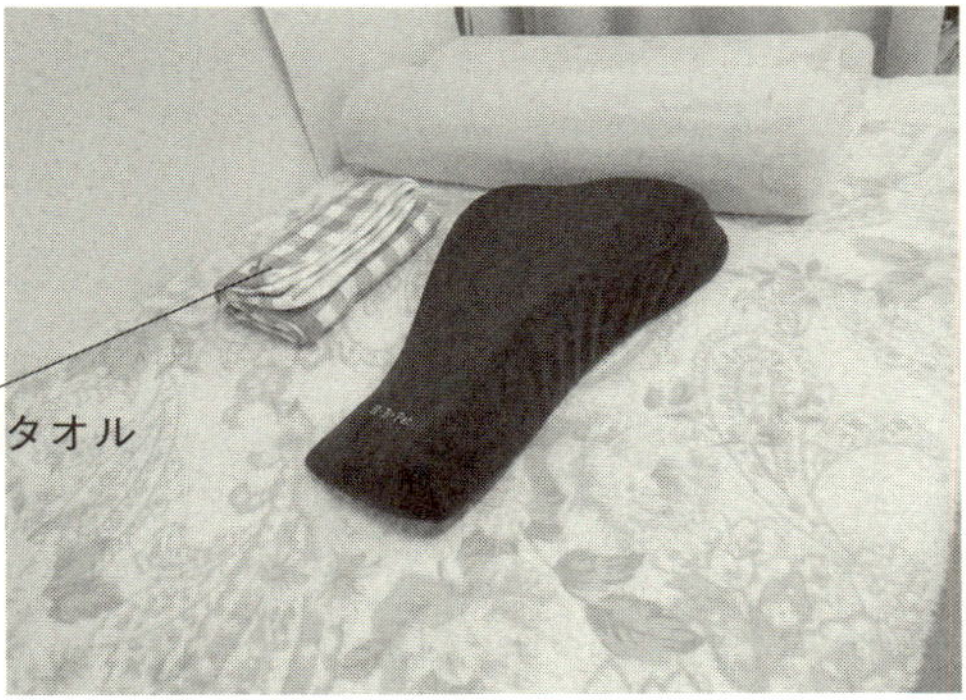

BBP HC（ホームケア仕様）

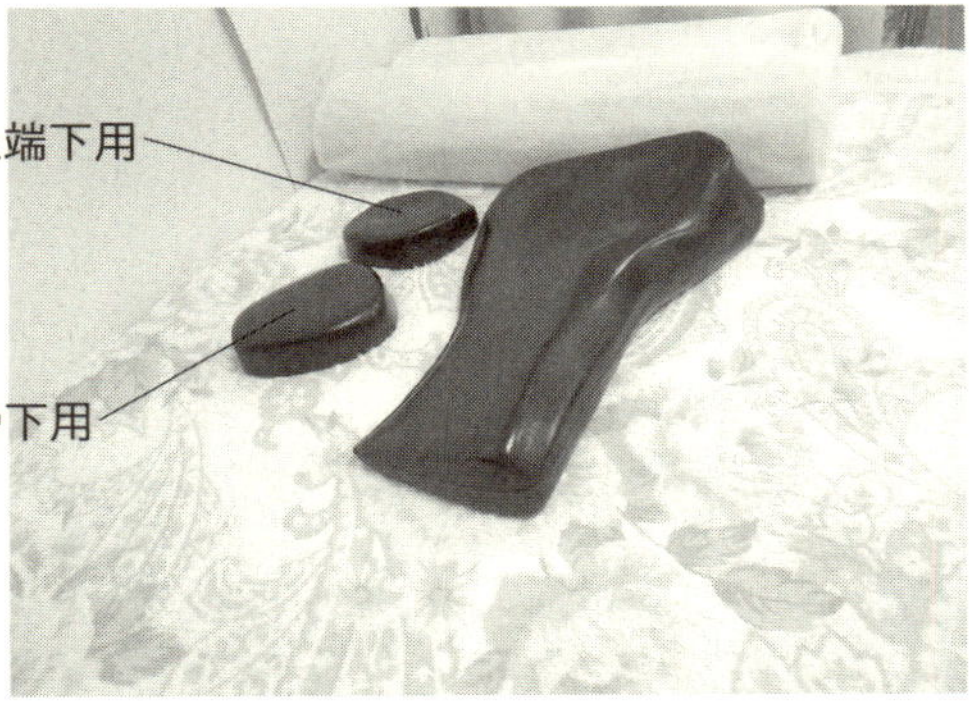

BBP PRO（プロ仕様）

図24　寝る姿勢用：独特の形状をした補正板を左肩の下に装着し仰臥位の姿勢で安静にすることで、体幹の左回旋と脊柱の右回旋を補正する健康具。名称はBBP（Blade Block Pat）で、ホームケア仕様（上図）とプロ仕様（下図）の２種類がある

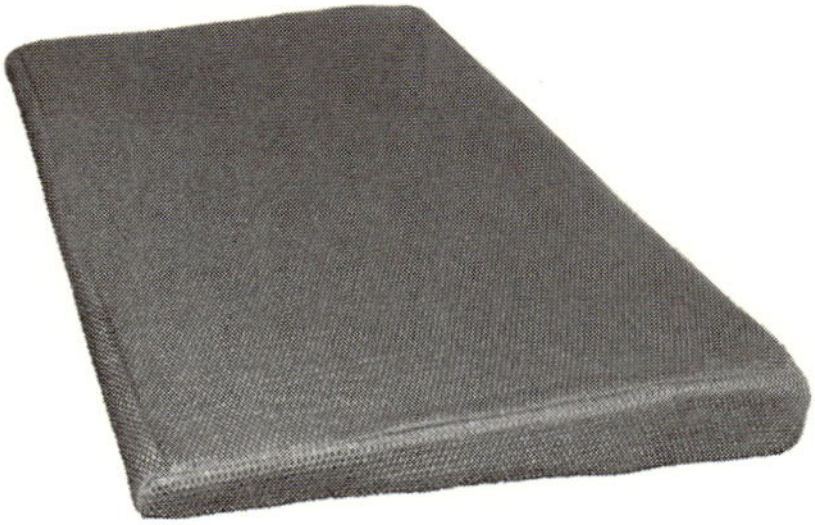

BBPドライビングアシスト

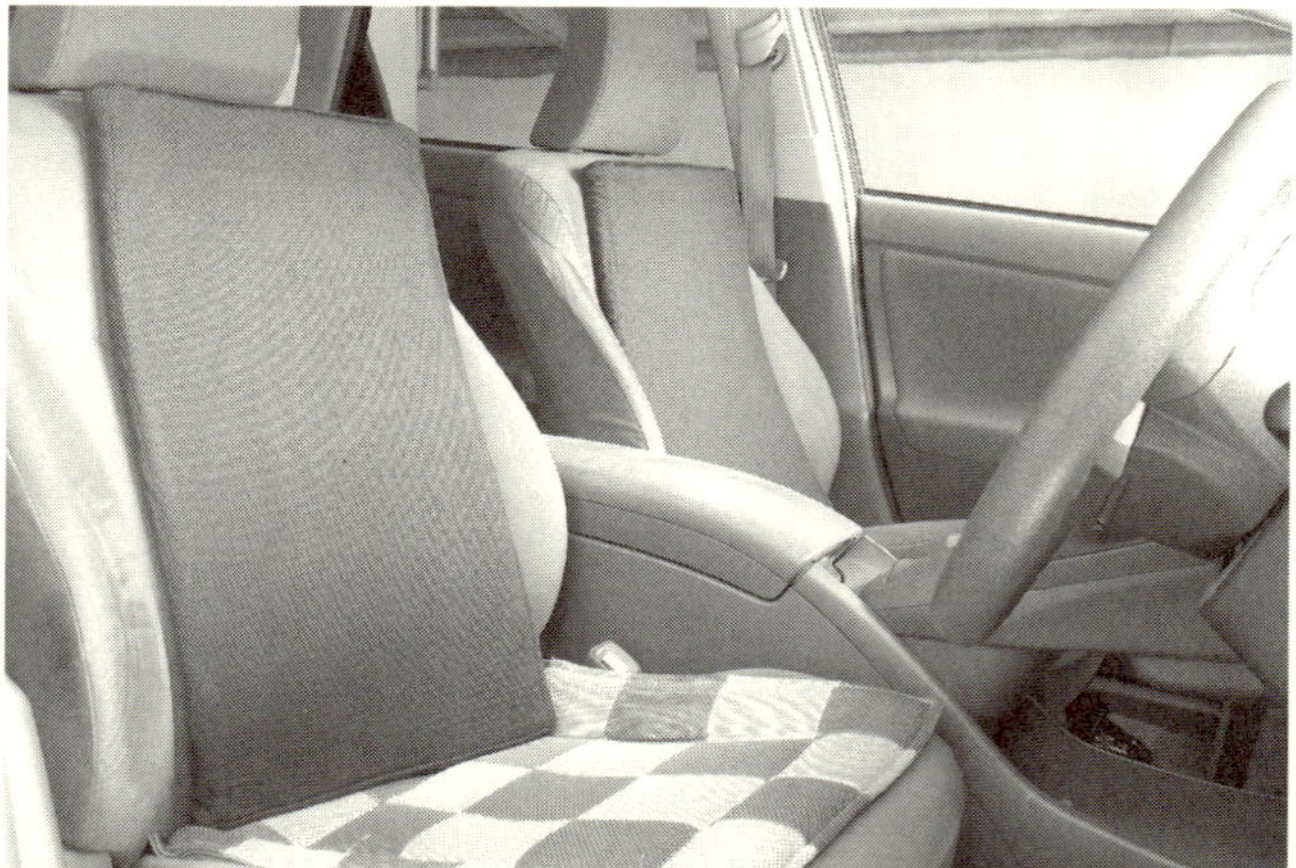

図25　座席用：独特の形状をした補正板を運転座席の左側に装着し座位の姿勢を保つことで、体幹の左回旋と脊柱の右回旋を補正する背凭《もた》れシート部材。
名称はBBPドライビングアシスト

プロ）を開発しました。「ＢＢＰ ＰＲＯ」は骨盤補正用の小さなパットの３点セットです。「ＢＢＰ ＨＣ」は本体のみで、骨盤の補正は、前記の洗顔用タオルを使用します。

座席に装着する補正具は、自動車や新幹線、そして劇場や映画館の座席や事務用椅子の背もたれ部に立てかけて使い、腰掛けて座る姿勢で脊柱が補正されます。

名称が「ＢＢＰドライビングアシスト」で、長方形（30センチ×60センチ）の台形状（薄い側の厚さ2センチ、厚い側の厚さ5センチ）で、低反発ウレタン製です。

ではここで「ＢＢＰ」と「ＢＢＰドライビングアシスト」の臨床実験、市場モニター調査の結果を紹介します。

「ＢＢＰ」脊柱補正による脊柱変位の消去効果[注3]

「ＢＢＰ」を使う前と後の脊柱の変位個数を比較します。

方法

1. **被験者**：男女85人（平均年齢41歳）の方々です。
2. **変位の検査法**：平ベッドで腹ばいの姿勢（腹臥位）で、胸・腰椎の変位を検出します（補足資料4）。
3. **実施手順**：脊柱補正前の胸椎（12椎骨）と腰椎（5椎骨）における変位個数を数えた後、「ＢＢＰ」を20分間装着後、再度17椎骨の変位個数を数えて終了です。

結果

被験者1人当たりにおける装着前と後の変位個数は、図26のように装着前が3・8±2・30個／1人で、装着後が0・8±1・00個／1人で、脊柱変位は「ＢＢＰ　ＰＲＯ」を装着することで有意な差を有して減少します。

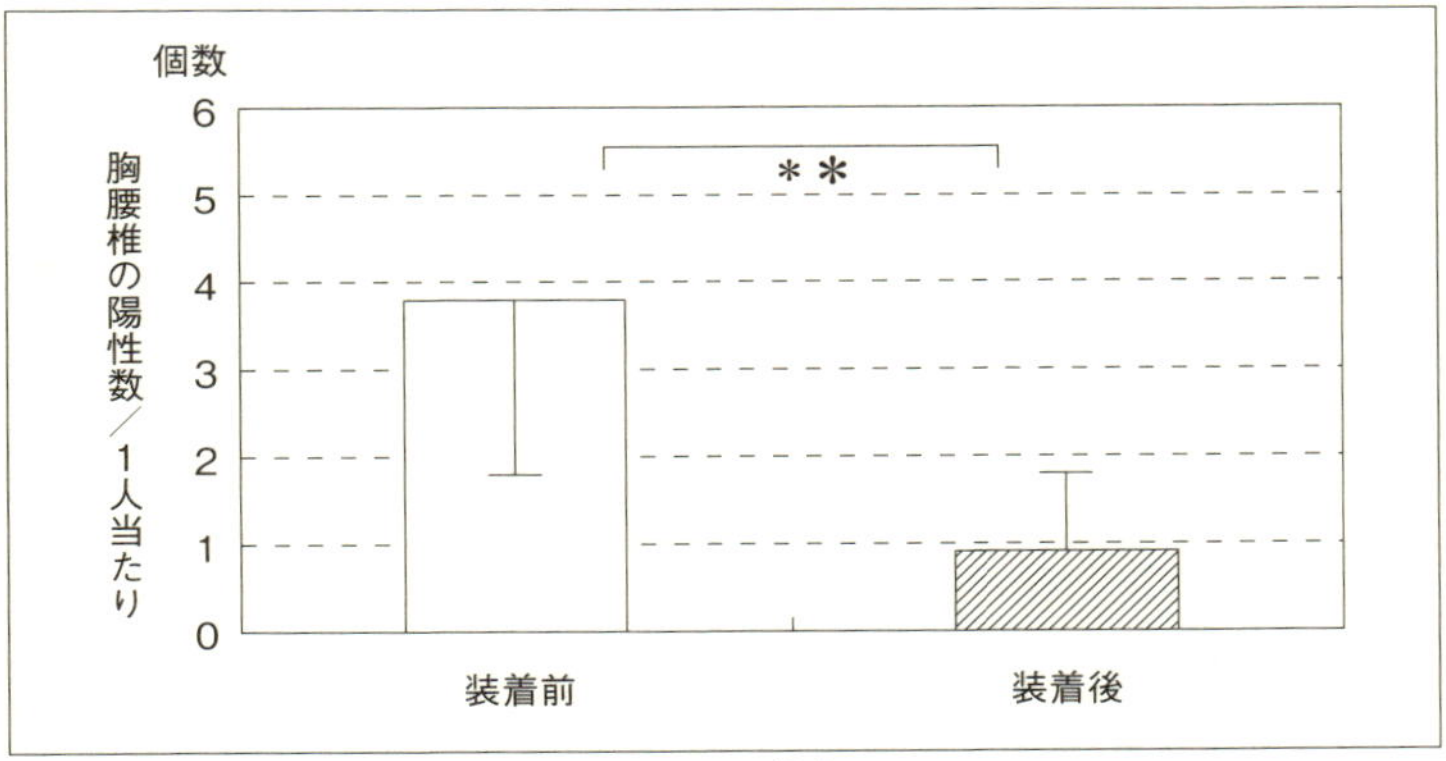

＊＊：対応のある t 検定でP<0.01

図26　被験者85例におけるBBP装着前と20分間BBP PROを装着後の１人当たりの胸腰椎のフィクセーション個数（AVG±1SD）。
BBP装着後のフィクセーション個数は、装着前の約1/4で有意に減った

身体機能不調の方が「BBP」を装着した後の自律神経活動の効果[注4]

肩こり、頭痛、不眠症、慢性疲労、パーキンソン病の方に、20分間「BBP」を装着していただき、その後、座位→起立→立位における心拍変動中の自律神経の活動を調べます。

方法

1. **被験者**：肩こり、頭痛、不眠、慢性疲労、パーキンソン病の方9人（平均年齢56歳）。
2. **補正器具**：「BBP　PRO」
3. **測定**：機器はメモリー心拍計㈱ジー・エム・エスLRR-03）を用い、自律神経活動量測定は（株）クロスウエルの「きりつ名人」を使い、心拍中の次の自律神経活動量を解析します。

・心拍数
・HF成分（副交感神経活動）
・LF／HF比（交感神経活動量）

・ＣＶＲＲ（自律神経全活動量）

４．体位変換試験：座った姿勢から立ち続ける姿勢変化を行うことを、専門的に「自律性の体位変換試験」と称し、座位（１分）→起立（１分）→立位（１分）の連続した体位における心拍変動中の自律神経活動量を定量する方法です。

５．実施手順：最初に「ＢＢＰなし」で体位変換時を測り、次に20分間「ＢＢＰ」を装着した後に測ります。

結果

「ＢＢＰ」を装着することで、心拍数は、図27のように装着なしよりも座位→起立→立位にわたり、４～５ｂｐｍ（拍動数／分）低値を推移しました。

副交感神経活動量は「ＢＢＰあり」が高い傾向でした。

交感神経活動量は図28のように「ＢＢＰなし」は起立時よりも立位時に上昇しました。

自律神経全活動量は「ＢＢＰなし」より「あり」の方が、高値の傾向でした。

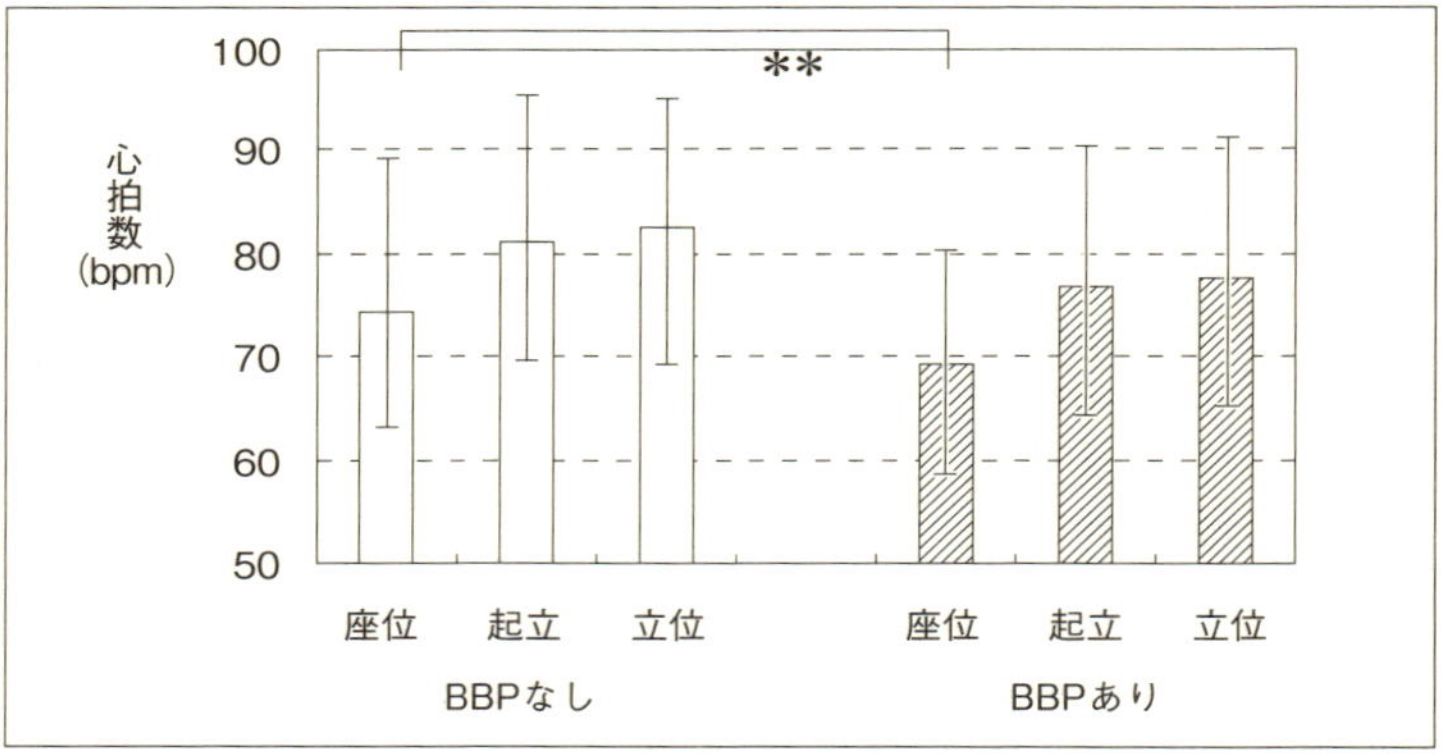

＊＊：対応のある t 検定でP<0.01

図27　体調不良の方９例における来院時（BBPなし）とBBP PRO装着20分後（BBPあり）における体位変換時の心拍数（AVG±SD)。
BBPありの心拍数は、座位時でBBPなしよりも有意に低く、起立→立位でも４～５拍数低値に推移した

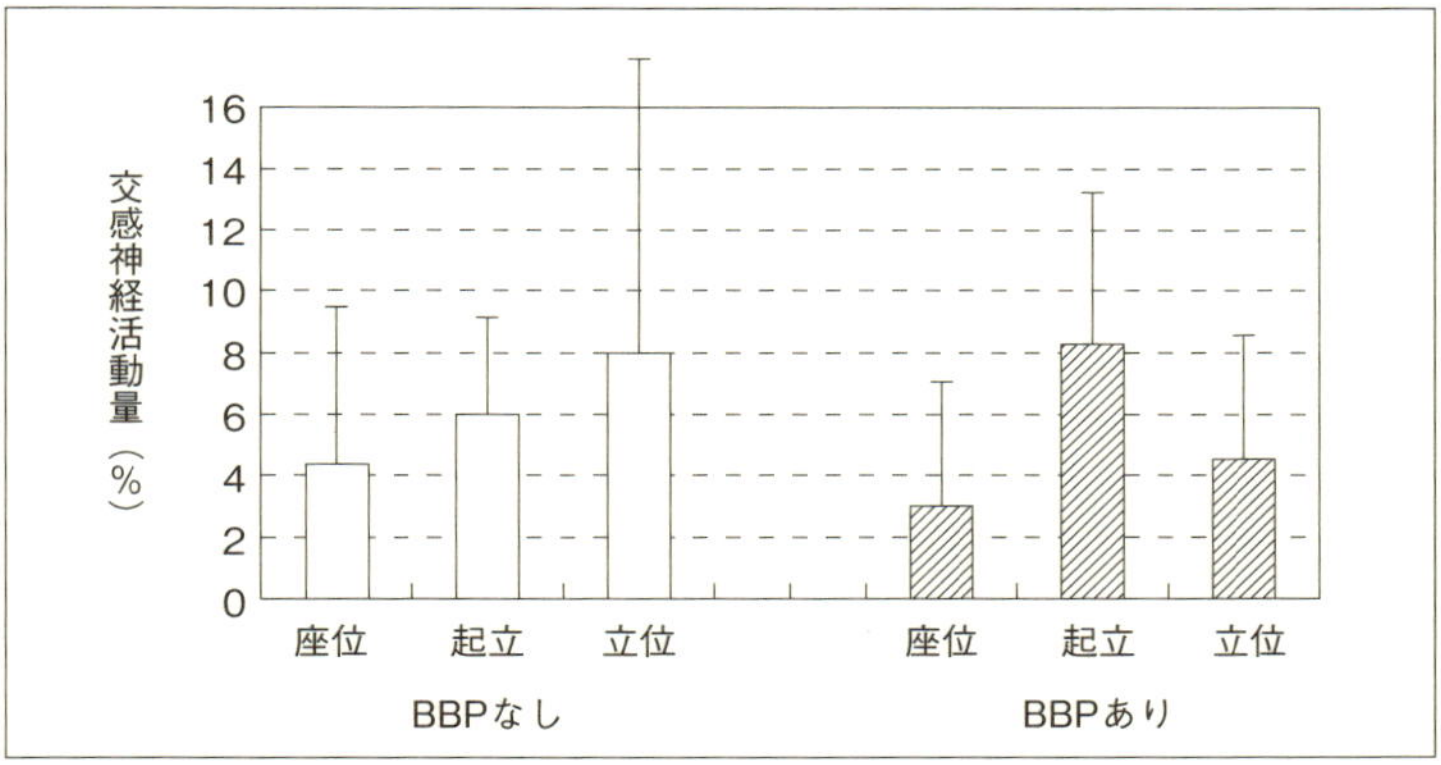

図28　体調不良の方９例における来院時（BBPなし）とBBP PRO装着20分後（BBPあり）の体位変換時の交感神経活動（AVG±1SD)。
BBPなしの交感神経活動は、座位→起立→立位の順で上昇したので、来院時は交感神経の反応は過剰であったことに対し、BBPありは、起立→立位で下がったので、BBP装着は交感神経活動を健常型に改善した

考察

身体機能不調の方々は、交感神経活動量が「ＢＢＰなし」は座位↓起立↓立位の間で、上昇が続き、体位変換試験の評価は「交感神経活動上昇型」でした。一方、「ＢＢＰあり」の交感神経活動は座位から1分後の起立時がピークに達したことで、体位変換試験の評価は「健常者型」に改善しました。

終了後のからだの具合を伺うと、皆さん全員、肩こり、頭痛も消えスッキリし、体が軽くなり、視力が回復されたとのこと。自律神経の全活動量も補正後の方が高い値であったことからも、からだの回復を促したといえそうです。

運動後に「ＢＢＰ」を装着すると運動疲労は早く回復する

交感神経の活動は運動時に高まり、運動直後のしばらくの間も高い状態が続きます。運動後、交感神経の働きが平常値に早く回復するかどうかについて、脊柱補正の効果を自律神経の活動量から見てみましょう。

方法

１．被験者：１人（男性、65歳）
２．補正器具：「ＢＢＰ ＰＲＯ」
３．測定：心拍変動の機器は前記と同じで、ソフトウエアは同社の「Ｒｅｆｌｅｘ名人」を使い、心拍変動を20分間連続で測定し解析します。
４．実施手順：昼食前の午後12時、回転数記録付きの縄跳び具で、６００回（約６分間）跳躍運動をします。終了してから５分間座って休んだ後、寝る姿勢を取り「ＢＢＰ　ＰＲＯ」を装着し、20分間心拍変動を測定します。
同じ被験者が同じ運動メニューを行った後、「ＢＢＰ」装着なしで測定します。両者は、別日の交互にそれぞれ７回繰り返し、それぞれの平均値を比べてみます。

結果

縄跳び運動後の「ＢＢＰなし」と「あり」の心拍数の平均値を見ます。図29

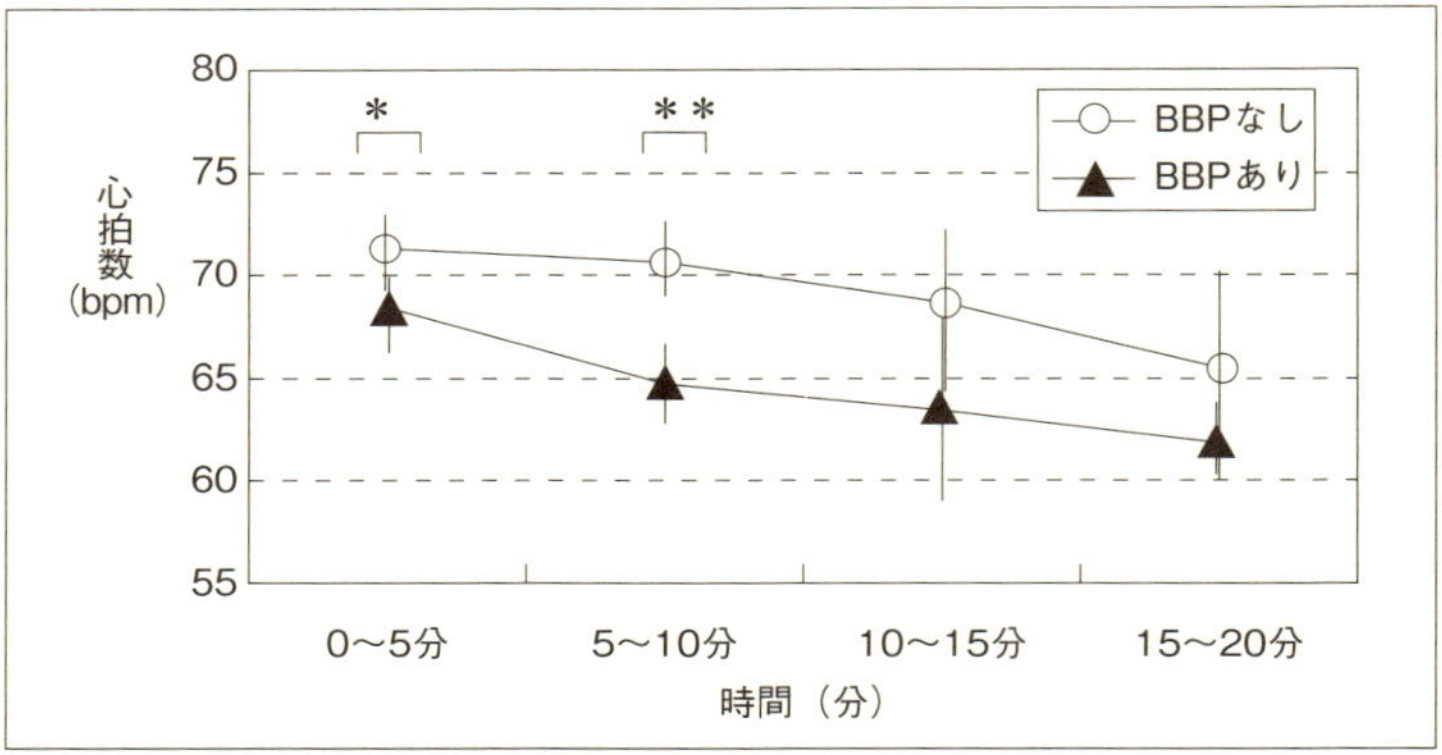

対応のないt検定で、＊：P<0.05、＊＊：P<0.01

図29　運動（縄跳び600回数）後、BBPなしで20分間安静下と、BBP PRO装着(BBPあり)して同分安静下における心拍数。BBPありは、心拍数を安静直後の0〜5分、5〜10分ですでに低下させた

のように最初の０～５分間は、「ＢＢＰなし」が71回／分で、「ＢＢＰあり」は68回／分で、５～10分間でも有意な差が続きます。

副交感神経は図30のように、最初の０～５分では装着の差はないが、以降、「ＢＢＰあり」は、５～20分にわたり上昇し、差が認められました。

自律神経全活動量（図31）は、装着ありは10～15分に高値を示しました。

交感神経活動は「ＢＢＰあり」は、「なし」よりも低値の傾向でした。

考察

運動を終えた直後に脊柱を補正することは、心拍が平常域に早く降下し、交感神経の活動量にばらつきが出ますが、副交感神経活動と自律神経全活動量が短時間で平常値になりました。運動後に脊柱補正を行うと、運動による体力消耗したからだが早く回復すると考えられます。

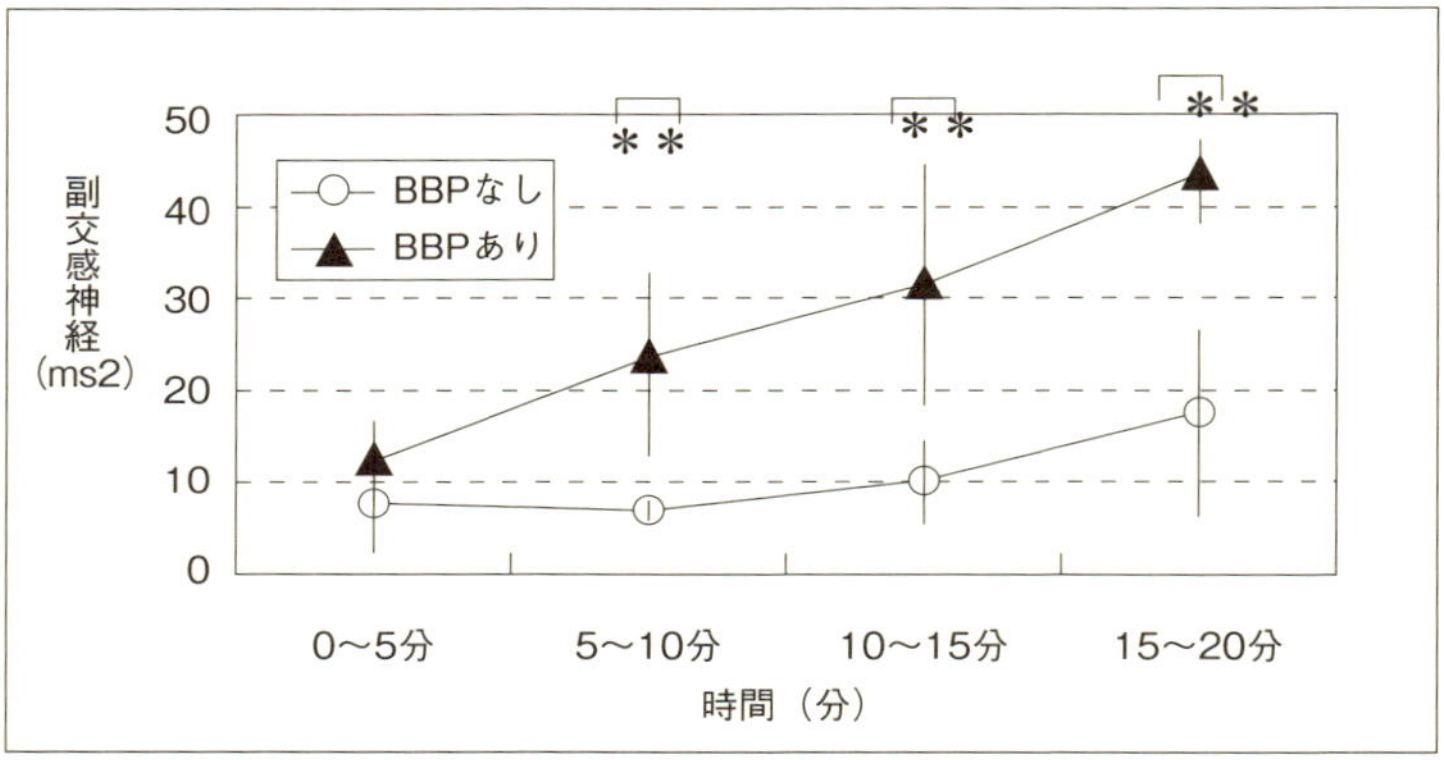

＊＊：P<0.01

**図30　運動（縄跳び600回数）後、BBPなしで20分間安静下と、BBP PRO装着（BBPあり）し同分安静下における副交感神経活動量。
BBPありは、副交感神経活動を安静5～20分にわたり有意に上昇させた**

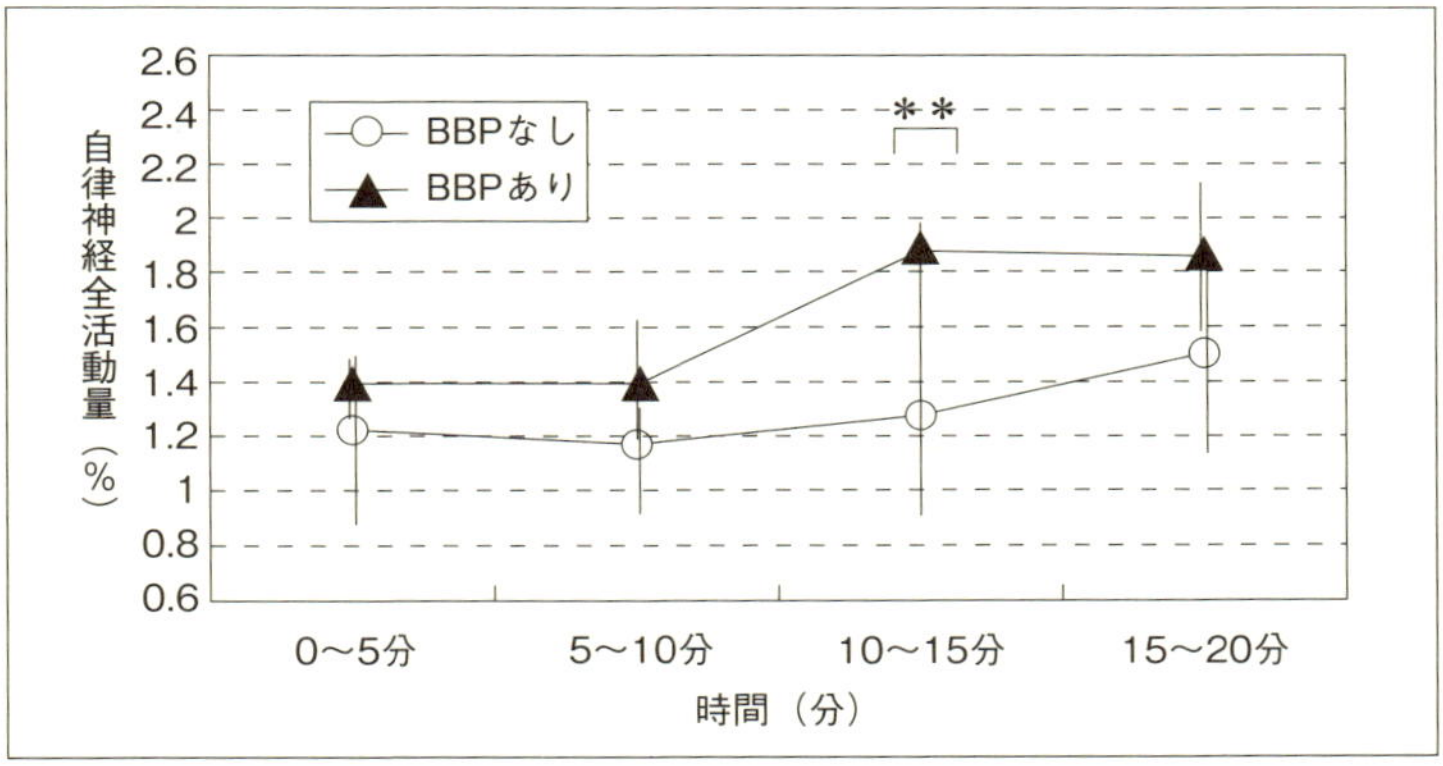

＊＊：P<0.01

図31　運動（縄跳び600回数）後、BBPなしで20分間安静下と、BBP PRO装着（BBPあり）し同分安静下における自律神経全活動量。
BBPありは、自律神経全活動量を0〜20分にわたり上昇させる傾向が見られた

肉体労働後に「ＢＢＰ」を装着すると肉体ストレスは早く回復する

肉体労働は、疲労ストレスをもたらすものですが、労働後の疲労ストレスを早く回復させる脊柱補正の効果について自律神経の活動量で見ます。

方法

1. **被験者**：１人（男性、64歳）
2. **補正器具**：「ＢＢＰ　ＰＲＯ」
3. **測定**：心拍変動の機器は前記と同じで、ソフトウエアは同社の「Ｒｅｆｌｅｘ名人」を使い、前記の項目を20分間、連続して解析します。
4. **実施手順**：芝生が伸びた庭（面積50平方メートル）を２区画に分け、芝刈り機を使い、芝刈り作業を１区分30分間ずつ行います。午後１時に最初の区画を芝刈りした後、寝た姿勢で20分間測定します。１時間休憩をはさんで残りの区画を芝刈りした後、「ＢＢＰ」を装着し、20分間測定して終了です。

「ＢＢＰなし」と「あり」を比べます。

結果

芝刈り作業をした後、「ＢＢＰなし」と「あり」の心拍数は図32のように、0〜5分間の平均は、「ＢＢＰなし」の76回／分に対し、「あり」は68回／分と、有意に下がっています。

交感神経活動は図33のように同様で、「ＢＢＰあり」は0〜5分目で有意に平常値になっていました。

副交感神経と自律神経全活動量は、「ＢＢＰあり」が0〜10分は高値を示しました。

考察

肉体労働で生じたストレスを軽減させるのに、自律神経活動の結果を見れば、労働後に脊柱補正を行うことで、疲労したからだを早く回復することができると思われます。

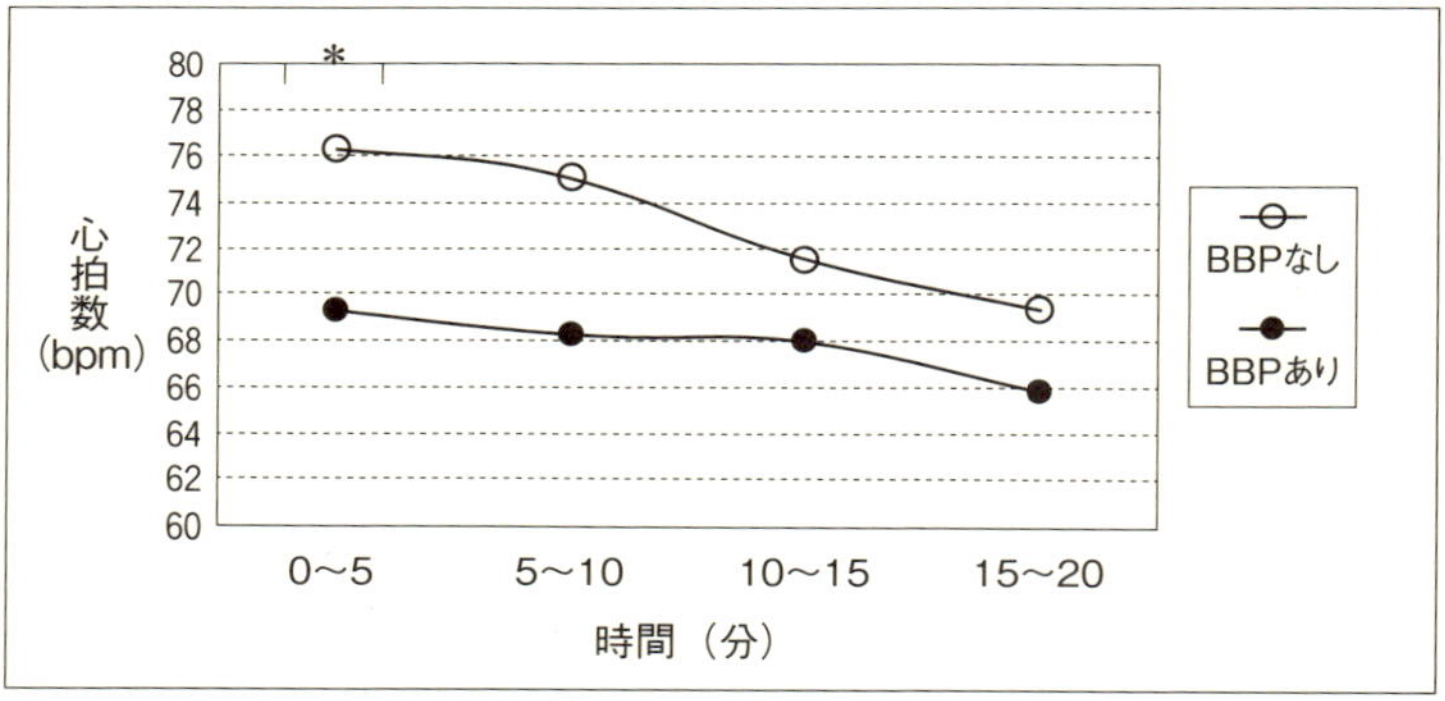

＊＊：対応のない t 検定でP<0.01

図32　芝刈り後、BBPなしで20分間安静下と、BBP PRO装着（BBPあり）して同分安静下における心拍数。
BBPありは、心拍数を安静直後の0〜5分で有意に低下した

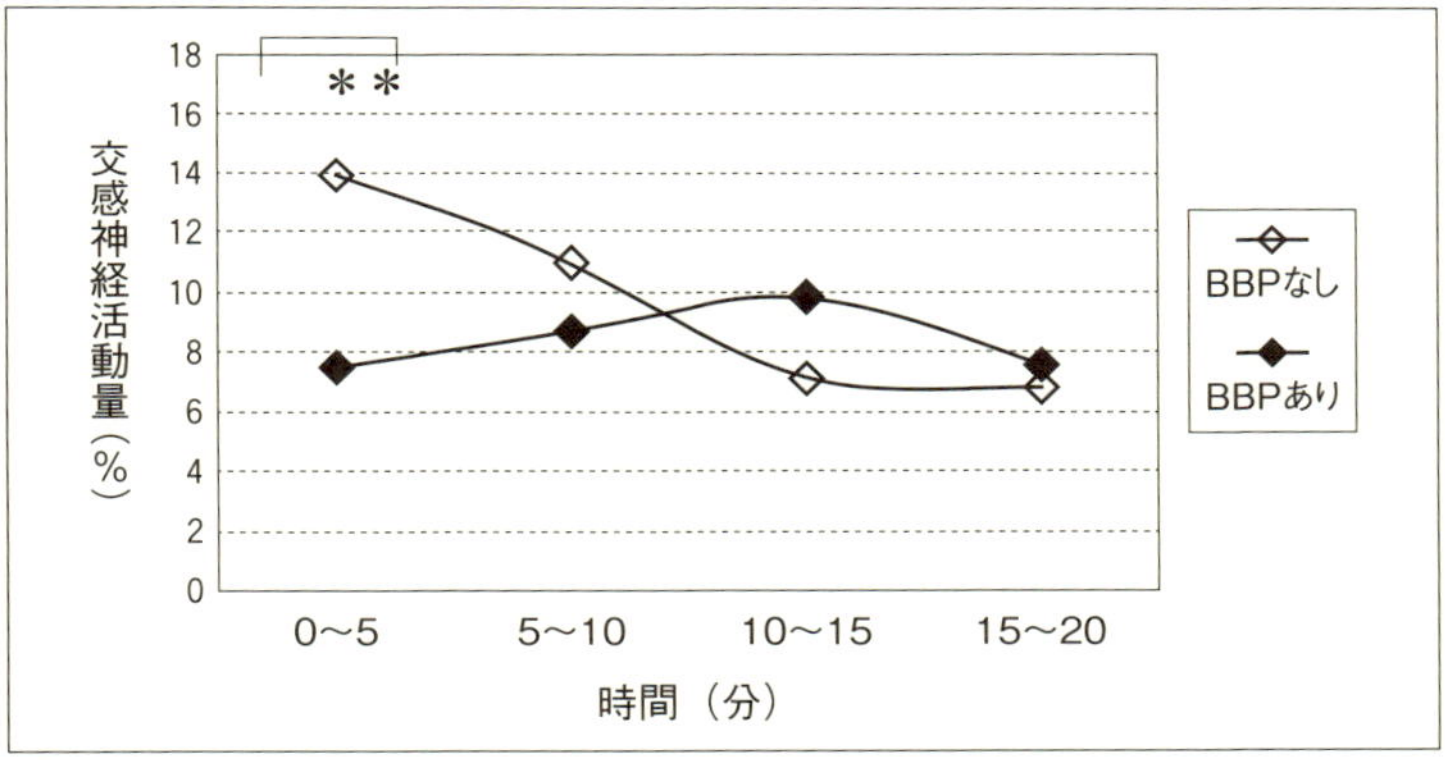

＊＊：対応のない t 検定でP<0.01

図33　芝刈り後、BBPなしで20分間安静下と、BBP PRO装着（BBPあり）して同分安静下における交感神経活動量。BBPありは安静直後の0〜5分間で、交感神経活動量を有意差をもって低下した

「BBPドライビングアシスト」を装着した車通勤は運転に伴うストレスが減る

車の運転は視力を通じ強いストレスをもたらします。降車後も、しばらくの間は交感神経の高い活動量が続きますが、運転後、交感神経の働きを早く平常値に戻す脊柱補正の効果を見ます。

方法

1. **被験者**：1人（男性、65歳）
2. **補正器具**：座席用脊柱補正パットの「ＢＢＰドライビングアシスト」
3. **測定**：機器はメモリー心拍計（株）ジー・エム・エス、ＬＲＲ―０３）を用い、ソフトウエアは（株）クロスウエルの「きりつ名人」を使い、体位変換した時の心拍変動解析を行います。
4. **実施手順**：自家用車で地方都市の一般道路を朝8時半に出発し、約30分間運転座席に「ＢＢＰドライビングアシスト」を装着したままで運転走行します。走行距離20キロメートル。職場に到着後、体位変換法で自律神経活動を調べます。運転座席に「ＢＢＰドライビングアシスト」を装着しない普通の走行「ＢＢＰなし」と、「ＢＢＰドライビングアシスト」を装着した走行「ＢＢＰドライビングアシストあり」で、別日交互にそれぞれ計15回走行し、平均値を比べます。

結果

心拍数は、「ＢＢＰドライビングアシストあり」は図34のように、起立時と立位時で「なし」よりも有意差を有した低値でした。

交感神経活動量も同様で、「ＢＢＰドライビングアシストあり」は図35のように、起立時は「なし」より明瞭に低い値でした。

考察

車運転走行後は、からだはしばらくの間、疲労感があることが多いですが、そのことを体位変換試験結果が明らかにしています。それは起立から立位姿勢時の交感神経活動量が平常値に下降できなかったことで裏付けられました。

車通勤は心拍数と交感神経活動が上昇するストレスを伴いますが、運転座席に脊柱補正具を装着することで、走行中、脊柱は補正され続けられるので、ス

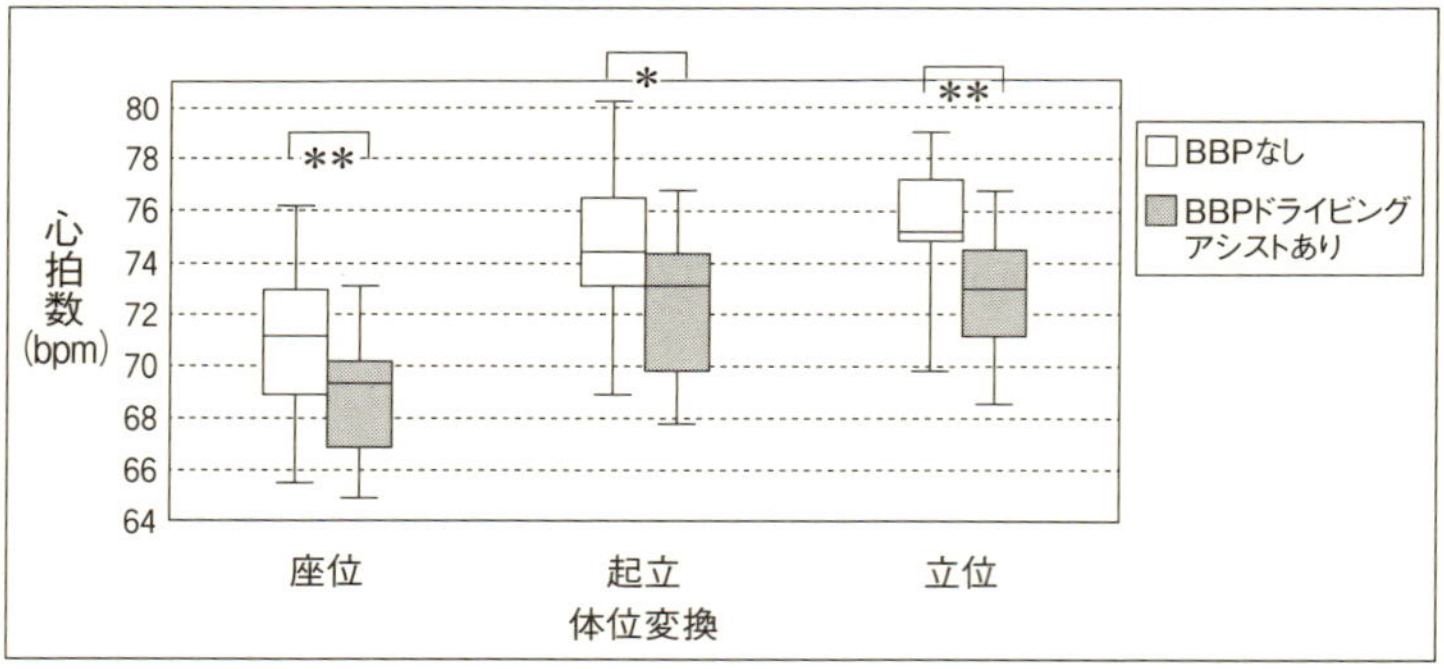

対応のない t 検定で＊：P<0.05、＊＊：P<0.01（繰り返し数15回）
箱ひげ図：上下の横線は最大と最小値、箱内の横線は中央値を表す

図34　BBPなしで運転後（BBPなし）と、BBPドライビングアシスト装着（BBPあり）して、運転後における体位変換時の心拍数。
BBPありは、心拍数を座位→起立→立位で有意に低下させたことは、BBPドライビングアシストは車運転後の心拍数上昇を抑えた

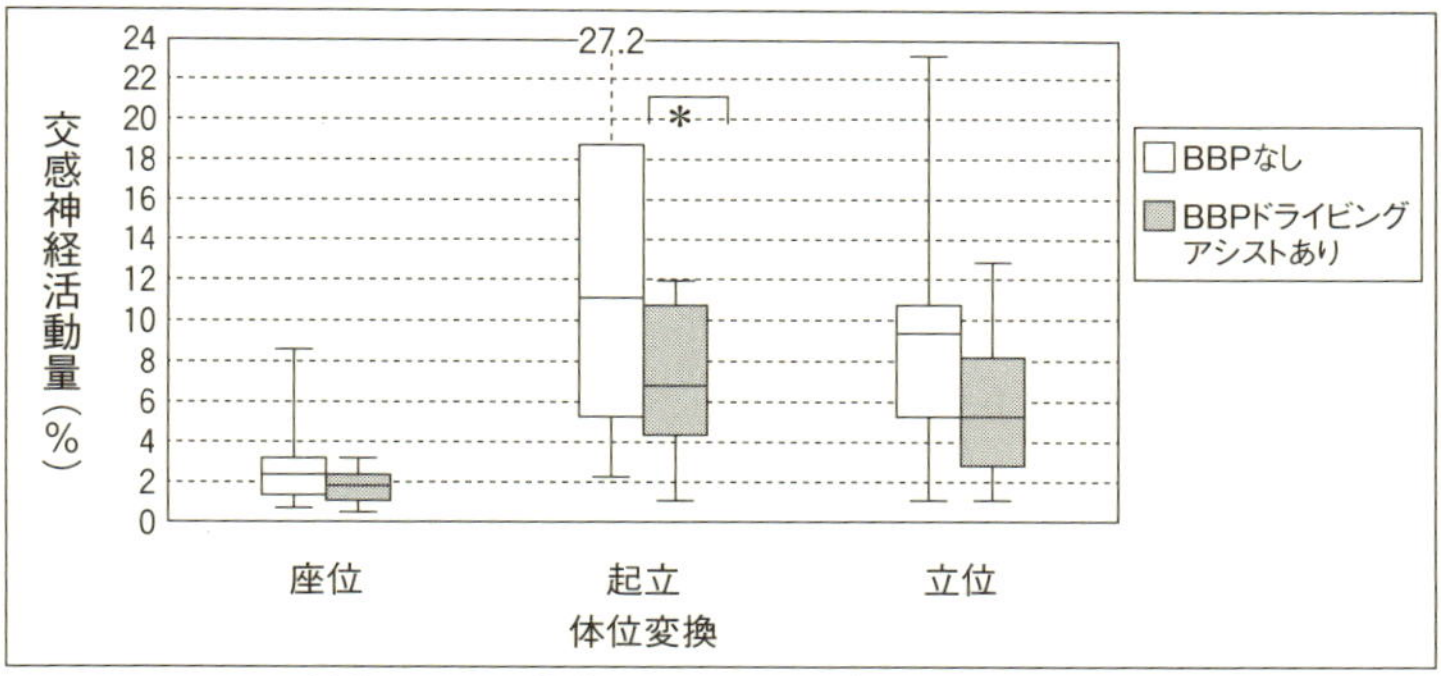

対応のない t 検定で＊：P<0.05（繰り返し数15回）

図35　BBPなしで運転後（BBPなし）と、BBPドライビングアシスト装着（BBPあり）して、運転後における体位変換時の交感神経活動量。
BBPありは、交感神経活動量を起立時で有意に低下させ、BBPドライビングアシストは車運転による亢進した交感神経活動を軽減させた

トレスが発生しにくく、また走行後は短時間で回復することが期待されます。

自動車の職業運転手が「BBPドライビングアシスト」を装着したときのストレス回復効果

自動車の運転を職業とする方をモニターに選び、運転座席に「BBPドライビングアシスト」を装着してもらいます。装着したままで一定期間の就業の後、からだのストレス状態をアンケート調査しました。

方法

1．**被験者**：タクシー、バス、トラックの職業運転手の15人の方（平均年齢69歳。開始時は25人で、最終集計ができた方が15人）

2．**補正器具**：座席用の脊柱補正パット：「BBPドライビングアシスト」

3．**アンケートの項目**：質問表は次の14項目（表11）

4．**実施方法**

①使用前の説明とアンケート記入

表11　アンケート質問14項目

疾病の系統名	質問項目
筋肉神経骨格系に関わる症状（５項目）	①首のつらさ
	②方のつらさ
	③背中のつらさ
	④腕・肘のつらさ
	⑤腰痛
自律神経系に関わる症状（９項目）	⑥頭痛
	⑦立ち上がり直後、からだが重く感じる
	⑧立ち上がり直後、からだがつらく感じる
	⑨疲れやすさ
	⑩翌日に疲れが残る
	⑪寝つきにくさ
	⑫寝起きだるさ
	⑬イライラ感
	⑭目の疲れ

運転手は、使用前に質問の回答を記入後、「BBPドライビングアシスト」を運転座席の左背面に装着したままで、日常業務を行った。

②「BBPドライビングアシスト」の使用期間

運転乗務は1～7時間／日で、3～6週間使用

③終了後のアンケート記入

期間終了後、モニターは使用後用のアンケートに記入し、回収

5. 結果の集計方法：結果を項目ごとに点数化し、人数当たりの軽減率で表した。

結果

1. 筋肉・神経・骨格系症状について

以前より症状があった方は、「BBPドライビングアシスト」装着後では、以下のような結果が出た。

①「首のつらさ」を申告された方の、5割以上の方々が軽減した。

②「肩のつらさ」を申告された方の、5割以上の方々が軽減した。

③「背中のつらさ」を申告された方の、９割の方々が軽減した。
④「腕・肘のつらさ」を申告された方の、６割以上の方々が軽減した。
⑤「腰痛」を申告された方の、６割以上の方々が軽減した。
以上、筋肉・神経・骨格系の症状があった方が、「ＢＢＰドライビングアシスト」を装着すると５～９割の方の症状が軽減した。

２．自律神経系の症状について

以前より症状があった方は、「ＢＢＰドライビングアシスト」装着後では、以下のような結果が出た。
⑥「頭痛」を申告された方の、６割の方々が軽減した。
⑦「立ち上がり直後、からだが重く感じる」を申告された方の、８割以上の方々が軽減した。
⑧「立ち上がり直後、からだがつらく感じる」を申告された方の、７割以上の方々が軽減した。
⑨「疲れやすさ」を申告された方の、５割の方々が軽減した。

⑩「翌日疲れが残る」を申告された方の、5割以上の方々が軽減した。
⑪「寝つきの悪さ」を申告された方の、3割以上の方々が軽減した。
⑫「寝起きのだるさ」を申告された方の、5割以上の方々が軽減した。
⑬「イライラ感」を申告された方の、5割以上の方々が軽減した。
⑭「目の疲れ」を申告された方の、5割以上の方々が軽減した。

以上、自律神経系の症状があった方が「BBPドライビングアシスト」を装着すると、3~8割の方々の症状が軽減した。

脊柱補正が交感神経の活動を整える

交感神経は、からだのほとんどすべての器官・臓器を早朝から深夜まで管理、調節している大変重要な神経です。交感神経が過剰に働く問題は、副交感神経とのバランスを崩すことによると言われますが、はたして神経同士が拮抗できないような単純な原因なのでしょうか?

例えば、椅子に腰かけている人が立ち上がるとき頭部の血圧が下がらないよう瞬時に心拍数を増やし血圧を上げる反応をする、ジョギングや縄跳びを行うと下腿の骨格筋の動脈を直ちに拡張させて血流量を増やす反応をする、冬の朝、冷たい外気に触れると皮膚の毛細血管が収縮し、体表温度が直ちに下げる反応をする、といったことは、副交感神経が関与していない交感神経系単独の管理です。

大部分の血管は、筋交感神経や皮膚交感神経に支配され、器官の興奮レベルに反応し、スイッチを「ON／OFF」にして血液の循環調節を行うのが常ですが、スイッチの「ON／OFF」を適切に切り替えできないことが、からだを不調にする原因であるとしたら、どうでしょうか？

肩こり、頭痛、不眠症、慢性疲労、パーキンソン病の身体機能不調を訴える方が、体位を変えた時の交感神経活動量を調べたのですが、活動量は座位から起立直後よりもその1分後の立位時が高い値だったので、交感神経の反応は遅れていました。そのため座位姿勢から立ち上がり、起立した直後においては、からだがふらついたり、立っているだけで重たく感じたはずです。

被験者のうち交感神経の適切な反応ができなかった人たちは、脊柱補正した後には、肩こり、頭痛などが消えてスッキリし、からだが軽くなったとのコメントをいただきました。交感神経の反応が座位から起立直後になったことで、「ＢＢＰ」が適切な交感神経活動をしたと考えます。

肉体労働と縄跳び運動後の交感神経活動は、脊柱補正の直後に有意に軽減する一方、自律神経全活動量を上昇させたので疲労回復を促進したと言えます。

脊柱補正を行うと、自律神経の全活動量が増えたので、体液循環量が増し、臓器、体幹、四肢筋の活動が良くなったと推測でき、身体機能不調の症状軽減に役立つことが期待されます。

エドガー・ケイシーが指摘した脊柱の交感神経と脳脊髄神経との不調和がもたらす高次な問題については、後進の研究者に委ねますが、今回、骨盤と脊柱がねじれる実態を客観的に示し、脊柱のねじれが交感神経活動を障害する仮説を支持しました。ゴールドスタンダードの施療法に近づいたのかもしれません。

大脳、小脳、脳幹への血流も増えることで、スポーツ競技だけでなく、将棋や囲碁の対局など、あらゆる大会の前に20分間の脊柱補正をすると、知的能力がアップしたり、あるいは休憩時に使用することで、疲労が早く回復し、後半戦に良い成績を収めることになるかもしれません。

職業運転手へのアンケート調査と車通勤の方の調査結果でも、「ＢＢＰドライビングアシスト」は、運転中のストレスを軽減、からだへの有用性があることが分かりました。心拍数が上がらず、運輸業従事に関わる方々の健康管理に役立つと思われます。

これからも高年齢化が加速し続けるわが国において、費用をかけないで健康なからだで生涯を過ごす有効な手立てというのは、健康体操や歩行しかありません。

骨盤と脊柱をしっかりと補正した後、運動や体操、筋肉トレーニングをされることをお勧めいたします。

どうか皆様、健康なからだで明るく元気にさわやかに、日々の暮らしを楽しみましょう。

注1　吉野和廣他：胸腰椎変位に対する簡便施療法の研究開発　日本療術師学会雑誌　26（1）：35　２０１４年

注2　吉野和廣他：脊柱ねじれ補正ブロックパット　実願２０１１―００３５５　背凭《もた》れ用シート部材

注3　吉野和廣他：胸腰椎変位に対する簡便施療法の研究開発――脊椎原性疾患の発症機序を考えて（第７報）――第16回日本カイロプラクティック徒手医学会学術大会　２０１４年・金沢

注4　吉野和廣他：脊柱フィクセーションに対する簡便施療法の研究開発　第18回日本統合医療学会　２０１４年・横浜

注5　Kamiya A.,et al : Muscle sympathetic nerve activity averaged over 1 minute parallels renal and cardiac sympathetic nerve activity in response to a forced baroreceptor pressure change. Circulation. 19;112. 2005

【補足資料】

補足資料1　骨盤と仙腸関節

【骨盤の役割】

骨盤は体の柔軟性と強靭《きょうじん》性という相反する二面性の機能を許容する頑強な骨格構造をしています。

骨盤は上に脊柱、下に大腿連結し、上半身を曲げ、下半身の歩行を可能にする土台であり、骨盤はからだの自由な運動性を保証している役割をしています。

【骨盤の構造】

骨盤の構造は前面側では両側の恥骨を靭帯で強く結合しています。後面側には腸骨の耳状をした関節面と仙骨も同様の耳状をした関節面が合わさり、仙腸関節を形成しています。

【仙腸関節の構造】

問題とされる仙腸関節は、仙骨と腸骨の両関節面は耳の形をしていて、硝子様軟骨で仙骨側が凹面、腸骨側が凸面の形状です。仙腸関節の関節面はわずか10平方センチメートル程度です。

この凹と凸が向き合うと密着性があるので可動性は小さくなり、いわゆる典型的な関節構造ではありませんが、関節面下方は滑液関節で強固な靭帯で結合する構造でもあるのです。出産時には骨盤腔が広がり可動することから関節の役割を有しています。仙腸関節は、いわゆる可動が主たる関節とは異なり、上部体幹の中心軸を安定化させ、運動学的に柔軟性を兼ね備える可動性が小さい関節ということができます。

補足資料2　仙腸関節の変位検出法

【フィクセーション（変位）方向】

仙腸関節の変位方向は、腸骨が仙骨上で起こす4方向があります。

腸骨（寛骨）の屈曲移動：前上方変位（AS）
内方移動：内方変位（IN）
伸展移動：後下方変位（PI）
外方移動：外方変位（EX）

【フィクセーションの検出法】

変位の検出方法は、被験者を腹臥位とし、脇山のAKチャレンジ法[注1]に点数の基準化を設け、左記のように行っています。

①　検査は左腸骨のL・EXの有無を調べる場合、験者が拇指《ぼし》で被験者の後上方腸骨棘（PSIS）の外方側に接触し内側の方向に1～数キログラムの力でやさしく瞬発的に押圧します。

②　押圧後、数秒以内に大腿二頭筋の筋力検査姿位を取り、掛け声の合図で等尺性収縮を行わせたときの、初期収縮のわずかの筋力低下の存在を調べます（以上注1）。

③　点数の基準化

Ｌ‐ＥＸの筋力低下ありの場合、低下ありに1点、低下なしの場合、低下なしに1点を付与します。ただし初回時の加圧は低下の有無にかかわらず無効点とし、点数は加圧2回目以降から取り、低下あり、あるいはなしの、いずれか側が、3点に達するまで繰り返します。加圧は毎回約6秒の間隔を空けます。低下ありの3点を得た場合、Ｌ‐ＥＸありとします。低下なしの場合はＬ‐ＥＸなしとします。評価は、変位なし：1、変位あり：2の順位を割り振ります。

Ｌ‐ＩＮを調べる場合は、験者が拇指で被験者のＰＳＩＳの内方側に接触し外方向に押圧し同様の操作を行います。Ｌ‐ＰＩを調べる場合、験者が豆状骨で被験者のＰＳＩＳの上方側に接触し前方向に同様の操作を行います。Ｌ‐ＡＳを調べる場合、験者が豆状骨で被験者の坐骨に接触し前方向に同様の操作を行います。左腸骨に続き右腸骨も同様の操作を行い、R‐EX、R‐PI、R‐ASおよびR‐INの有無を調べます。変位は単独あるいは複合が混在しますが、結果は方向別で表します。強いスイッチングの症状を持つ被験者はあらかじめ検査の前にその解除を行います。

注1　「図説AKのテクニック応用編」（P22〜P23）脇山得行著　エンタプライズ　1995年

補足資料3　肩甲帯位置の測定方法

矢状面肩甲帯の位置計測は、矢状面の頸部前後厚径の中央位置から片付根前後厚径の中央位置までの距離を、次のような方法で計測します（図36）。写真撮影台は黒色壁に白色の垂直線と、床は20センチ四方を四分割したラインを描き、立位の左側の矢状面像をオリンパス社：E330デジタル一眼レフカメラ、画素数3136×2352で撮影します。被験者はカメラレンズから真横を向いた状態で立ち、自然体で背筋を伸ばした立位姿勢を撮ります。撮影後、反対側に向いてもらい、右側の矢状面像を撮影します。

○画像の加工

立位像は、コンピューター（CPU：2GHz、RAM：256MB）を用い画像加工ソフト：フォトショップを垂直像に修正し、編集ソフト：ページメーカーを使い測定を行います。

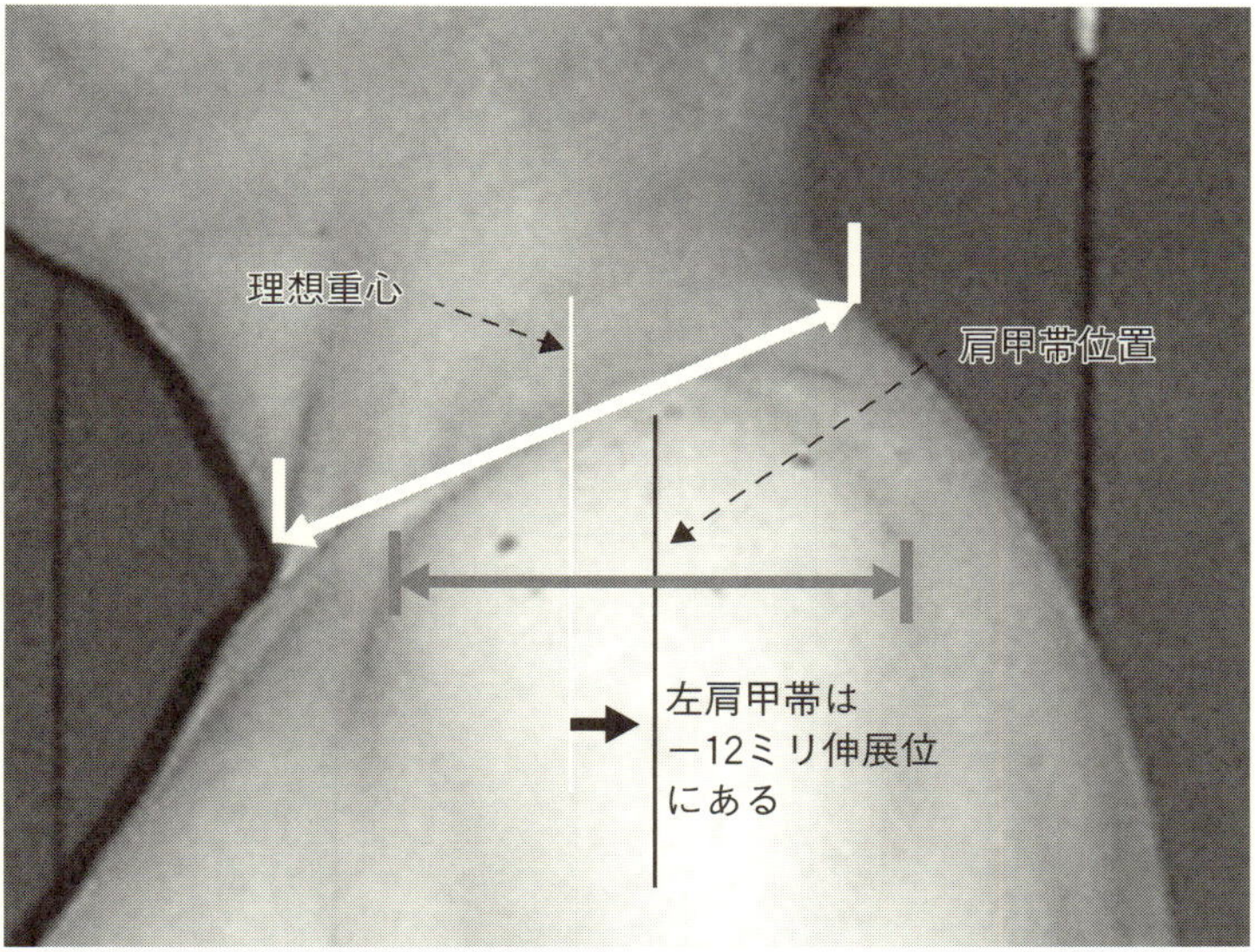

図36　左肩甲帯位置の測定

○左矢状面の理想重心線の決定

まず左矢状面像の頸部付根辺りを拡大し、頸部付根の斜め前後厚径（前は頸部と胸部の境目、後は胸椎1番棘突起の表皮）を計測します。その1／2位置を頸部厚径の中央点（0ミリ）と定めます。頸部付根厚の中央点は理想鉛直線が通過する位置と定義します。

○左肩甲帯位置の測定

同画像は肩峰辺りを中心に

し、肩関節の前後を読み取り厚径を計測します。前後厚径の1／2位置を肩峰の中央点と定めます。

左肩甲帯位置は頚部付根厚の中央点から肩峰中央点までの水平線上の距離で表します。頚部付根厚中央点から屈曲位側を正数値、伸展位側を負数値とし、実数値（ミリ）に換算します。

右肩甲帯位置も同様の操作で求めます。

補足資料4　胸椎腰椎の変位検出法

回旋変位の有無を調べるのですが、後方変位の瞬発刺激はアクチベーターを用い、200g~400gの力で行いました。刺激後、数秒以内に大腿二頭筋の筋力検査姿位を取り、掛け声の合図で等尺性収縮を行わせた時の初期収縮のわずかな筋力低下の存在を調べました。次の椎骨に移るのに6秒以上の間隔を毎回設けました。評価はチャレンジ陽性なし（変位なし）：1、陽性あり（変位あり）：2の順位を割り振りました。

おわりに

人として健康なからだを保ち続けることは、大いなる宇宙に対する義務であると思う時があります。それは、大いなる宇宙が私たちに、意識の発達を命じていると思われるからで、意識の発達に努めるには健康であらねばならないと思うからです。

本書の健康追究のコンセプトの根底には、そんな意識があるのです。

脊柱ねじれの研究を行うきっかけは、20年前にカイロプラクティックの施療院を開院するに当たって、臨床に必要な基礎資料を集めたことが発端なのですが、当時は、骨盤の歪みの分布・実態を表す臨床基礎データは圧倒的に不足していました。

骨盤の歪み方のデータが見つからなかったことは、とても不可解に思われましたが、その理由は、商業的なものが先行し、科学的に探究する力不足があったように思われます。

私が師事し、手技療法を最初にご指導下さったのが、当時、兵庫県芦屋市で開業されておられた岡山武次郎先生です。偶然、母の変形性膝関節症を診ていただいたことがご縁となり、翌年には会社を退職して内弟子にしていただきました。受け入れていただいたご恩は何ものにも代えがたく、深く感謝しております。

病気になった人を施療するのに、エドガー・ケイシーが「脊柱はとても重要な臓器である」と指摘した一節は、依頼者（No．902―1）へのメッセージの中にあります。「各臓器は、交感神経系と脳脊髄神経系によってシステムの他の部位からインパルス（電気信号）を受ける。これらの経路はからだ中の各部位すべてに密接に関連している。病気の予防にしろ、治療にしろ、普通の平衡状態になるように手助けし、導くことが重要なのである」

この一文を読んだ当初は、難解な訳であったため、脊柱問題のことを深く理解できませんでした。

そして、臨床に取り組んで20年がたったとき、ようやく、脊柱の問題とは脊柱のねじれが神経の平衡状態を壊していることだと思うようになりました。

毎日、患者さんと向き合い、施療が終わるころには、患者さんから「腰や肩の痛みがなくなった」「頭の中がすっきりした」「まわりが明るく見える」「足が温かくなっている」など、はっきりした変化を感じたと言われます。これらの感想は自律神経の活動がもたらすもので、私が施療したというよりも、脊柱調整を施すことで、ご自身の交感神経活動が再活動しただけのことなのです。

エドガー・ケイシーが伝えた言葉に、「将来の人がからだの不調の原因を明らかにする宿題を出してある」というものがあるそうです。この研究がそうであるかどうかは分かりませんが、彼が指摘した交感神経活動の重要性を、今回、私が本書で明らかにしたつもりです。

自律神経の臨床研究で使用した心拍変動の測定機器は、2年前に手に入れました。物理療法に使えるわけでもなく、自律神経の活動を調べるだけのもので、乗用車1台分ほどもする高価なものですが、この機器のおかげで脊柱問題を具体的に知ることができました。

私自身も、新幹線と高速バス、そして自動車の3種の乗り物に乗り、心拍数を調べてみました（自動車は自家用車を運転）。その結果、心拍数でみると、新幹線と高速バスの時は、1時間乗車しても安定した低い値を維持したのに対して、車を運転した時は心拍数が運転直後から高い値を保ったままでした。車の運転は数十キロの速度で、交差点では信号もあり、横断歩道の歩行者、対向車を注視し続けるので、交感神経の活動量は相当なものであることが分かりました。

現代社会はとても便利になりましたが、時間に追われる窮屈な日常になってしまったという一面もあります。からだの外からくるストレスに出合わないで次の乗り物に乗車した時、ストレスが一番低いのはどの乗り物でしょうか？

1．高速道路の乗用車運転時（東名高速を浜松～名古屋間を時速100キロ）
2．高速バスに乗車時（北陸自動車道を走行）
3．新幹線に乗車時（東京～新大阪）

解答は、ストレスが低い順から、2．高速バス、3．新幹線、1．乗用車の順です。

実際にそれぞれの乗り物に1時間乗車した時の、心拍数を調べると、下図のように、ストレスが最も小さいのは、2．の高速バス乗車でした。乗用車の運転は強いストレスを受けていることがわかります。

乗用車運転席に脊柱のねじれ補正具を装着して、20分間運転後、心拍数の上昇は軽減されます（第6章参照）。

高速道路で乗用車運転、高速バス乗車、新幹線乗車における心拍数

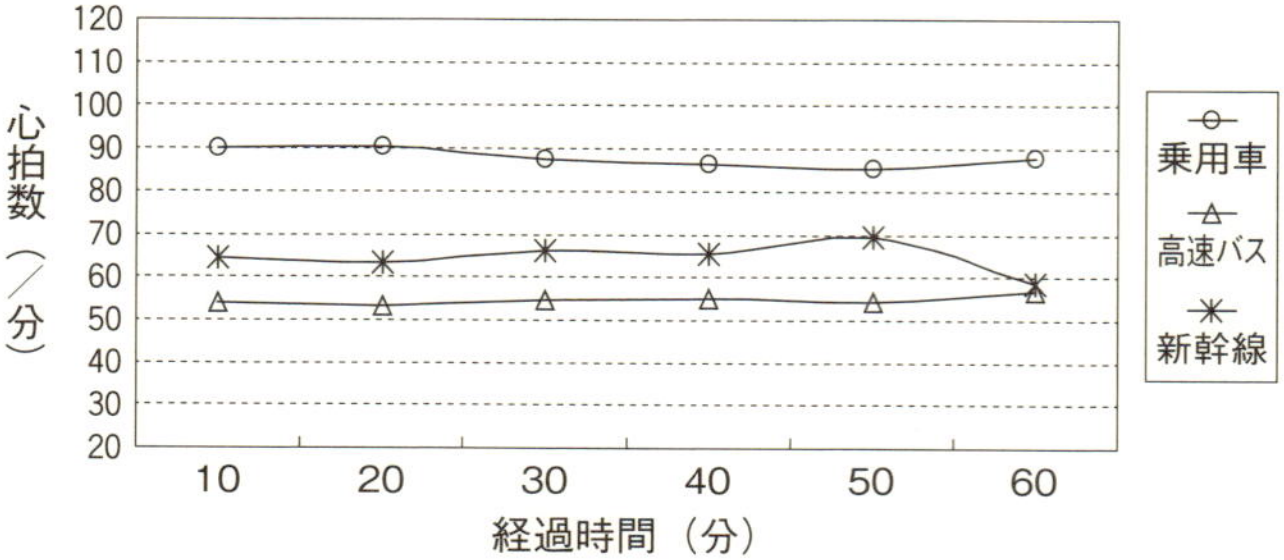

生活することは困難ですが、内なるからだの脊柱の歪みストレスは、ご自身で取り除くことが可能です。

どうぞ、自律神経活動を健常に保ち、心身ともに豊かな生活を送っていただきたいと思います。

健康増進をうたう器具や書物が発売されるさいに「使用者の声」が載せられていると、私はとても目をひかれます。本書の場合も、脊柱補正器具をご利用いただいた方の体験談を載せることで、良い印象を得ることはできるかと想像しましたが、客観性を追求する科学本に徹したいと思い、載せることをやめました。図表を多く採用し、より具体的に骨盤と脊柱が歪んでいる実態をご理解いただいて、多くの施療院の先生方に応用していただきたいからです。

今回の執筆に取りかかってから、4年ほどたちますが、実は、はっきりとしたきっかけとなりましたのは、その前の年から左眼の視力が落ち、緑内障との診断を得ました。手術を受けたもののさほど回復せず、むしろ悪くなっていました。そのため、学会誌に論文を投稿するための英文の文献を読むことがとても苦痛になってしまいました。それならば、学会誌で発表するより思いきって単行本で発表したいと思ったのです。結果的には、訴えたいことのすべてを書きつくすことができたかと思います。

この上ない機会をいただきました、たま出版の中村利男様には心よりお礼を申し上げます。

新時代の健康法は、からだのねじれをリセットすることから始まります。この新しい健康法を実践していただき、ともに健康で生きぬく未来をつくっていきましょう。

〈著者プロフィール〉

吉野　和廣（よしの　かずひろ）

1950年神戸市生まれ。医学博士。

人の健康に役立つ仕事をしたいという志を持ち、徳島大学大学院修士課程修了後（1975年）、ライオン株式会社に勤め創薬研究開発に従事。その間東海大学医学部研究員（1975年～1981年）、カリフォルニア大学サンフランシスコ校医学部にて研究生（1982年～1985年）、その後、米国人エドガー・ケイシーの健康法に興味を持ち、近畿療術師連絡協議会に所属したのちカイロプラクティック業に転身（1996年）。現在は社団法人日本カイロプラクティック徒手医学会評議員、日本療術師会、日本統合医療学会に所属（講演発表多数）。

日本カイロプラクティック徒手医学会最優秀論文賞（２件）、優秀論文賞（１件）を受賞。

手技療法は科学的な根拠に基づいた療法であり、医療従事者に骨盤の歪み方を調べる判定方法を公開し、腰痛、肩こりの施療方法を社会に知らしめることをライフワークにしている。

現在、桜カイロプラクティック院長、さくら手技療院院長。

からだのねじれを正せば交感神経が整う

2017年10月10日　初版第１刷発行

著　者　吉野 和廣
発行者　韮澤 潤一郎
発行所　株式会社 たま出版
〒160-0004　東京都新宿区四谷4－28－20
☎ 03-5369-3051（代表）
http://tamabook.com
振替　00130-5-94804

組　版　一企画
印刷所　株式会社エーヴィスシステムズ

ISBN978-4-8127-0406-6　C0011